改訂 フローチャートで学ぶ
栄養教育論実習〔第2版〕

橘 ゆかり・森 美奈子　編著

今中美栄・宇佐見美佳・金田直子・坂本裕子
新宅賀洋・靣　彰子・野田康子・橋本弘子
保井智香子・矢野早江子・吉村智春　　共著

建帛社
KENPAKUSHA

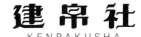

は じ め に

　毎年，管理栄養士・栄養士養成校に入学する学生の皆さんに，管理栄養士・栄養士の職務は，「人々の健康増進や疾病の予防・治療のために，食を通じて人々にとって望ましい食行動への変容に導くこと」と伝えている。

　超高齢社会である日本において，生活習慣病の増加は，QOLの低下や医療費の増大の面からも深刻な問題である。日本は医療先進国であり，世界でも飛び抜けて健康教育が浸透した国である。しかし，それでは，なぜ生活習慣病は減らないのであろうか。

　日本の管理栄養士・栄養士の免許保持者は，100万人以上である。そして，毎年，約2万人の管理栄養士・栄養士が誕生する。しかし，食生活が大きなリスクである生活習慣病の患者数は増加する一方である。この現状では，管理栄養士・栄養士が人々の健康づくりを支援するという社会的責務を十分に果たしていないことになる。栄養士法第1条に「栄養士とは，（中略）栄養の指導に従事することを業とする者をいう」とあるが，栄養士が受けた専門教育の知識や技術は，人々に伝えるだけで終わるのではなく，人々のQOLの向上のための行動変容まで導いてこそ，栄養指導は成功したといえる。家庭で，地域で，職場で，病院で，施設で，管理栄養士・栄養士がその専門性を生かし，人々の健康を守るためにいくら手段を尽くして栄養指導をし，人々が自らの健康を守るための知識量が増えても，個々人が望ましい食行動の変容に結びつかなければ，生活習慣病は減少しない。栄養教育は，QOLの向上のために，自らが問題点を把握し，日々の生活の中で実践する方法を身につけていただくための支援なのである。

　本書では，他の関連科目で習得した専門知識や技術を駆使して，人々のQOLの向上のための行動変容に導く観点から，フローチャート形式で，順を追って栄養指導・教育の実践力が身につくように編集した。また，章ごとに独立した内容を説明し，さらに異なる章の実習内容を参考にしながら，本書1冊を通してPDCAサイクルに基づいた栄養教育の学習ができるように配慮している。

　本書は，2014（平成26）年に初版，2020（令和2）年に改訂版として発行した。そして今般，2023（令和5）年3月の管理栄養士国家試験ガイドライン改定を受け，必要な内容を網羅し直すため，改訂第2版を刊行した。

　世界で最も高齢化が進行している日本において，管理栄養士・栄養士が食を通じた健康教育の担い手として活躍していくために，本書がその一助となれば幸甚である。

2024年2月

編者　橘　ゆかり

森　美奈子

本書を用いるにあたって

＜本書の特色＞

　栄養教育の目的は，対象となる個人・集団が生活の質（QOL）の向上を目指して，望ましい食生活を実践し，継続させていくための行動変容を支援することである。

　そこで本書では，学習者が栄養教育論で学んだ理論を本書の実習内容を実践する中で，対象者の行動変容に導くための教育手段をさまざまな具体例を参考に学習し，管理栄養士・栄養士として必要な栄養教育の知識，技術を習得できるよう次の点について特に配慮した。

①　実習項目の順序が栄養教育マネジメントPDCAサイクルの流れに沿っている

　本書は，日本栄養改善学会で示された管理栄養士コアカリキュラムに準じて作成し，実習項目については，実習を必要とする項目を中心に構成している。また，実習項目の順序は，「第二次管理栄養士養成課程における教育のあり方検討会」報告の到達目標を参考にし，栄養教育マネジメントPDCAサイクルの流れに沿って，フローチャート形式で実習を進めることができる実習書とした。実際に実習を行うにあたって参考となる具体的事例を本文中に記述し，ワークシートは別冊に付した。担当教員が自らの教授方法を最大限活かすことができるように，内容はコアカリキュラムの要点を選択して組み立てられるようになっている。

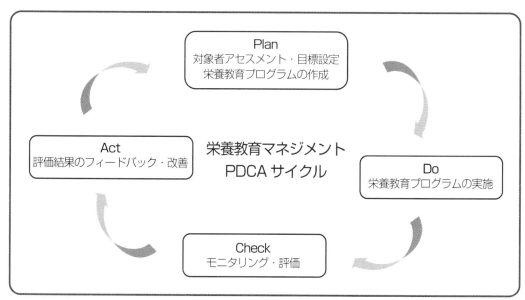

資料　栄養改善学会：第二次管理栄養士養成課程における教育のあり方検討会報告書，2013

本書の実習項目の流れ

栄養教育マネジメント	実習項目No	実習テーマ
Plan （対象者アセスメント・目標設定・ 栄養教育プログラムの作成）	実習1	栄養教育アセスメント
	実習2	ヘルスリテラシー（情報の収集と利用）
	実習3	栄養カウンセリング
	実習4	行動変容技法
	実習5	個人要因・環境要因のアセスメント
	実習6	優先課題の特定と目標設定
	実習7	栄養教育計画の立案
	実習8	栄養教育教材の選択と作成
Do （栄養教育プログラムの実施）	実習9	実施に向けてのトレーニング
Check（モニタリング・評価） Act（評価結果のフィードバック）	実習10	栄養教育プログラムの実施
	実習11	栄養教育の評価
ライフステージ別栄養教育の展開	実習12	ライフステージ別栄養教育の実施

② 健康日本21（第3次）の方向性を実践できるような実習内容とした

　健康日本21（第3次）では，「個人の行動と健康状態の改善」および「社会環境の質の向上」の取組について「ライフコースアプローチ」を念頭におきながら進めることで，「健康寿命の延伸・健康格差の縮小の実現」を基本的方向として目指している。本書では「個人の行動と健康状態の改善」を実現するために，食事のアセスメントだけではなく，行動のアセスメントも学ぶ内容になっている。

　管理栄養士・栄養士は個々人の栄養状態，栄養素（食物）摂取レベルの課題を解決し，目標を達成していくための食行動変容を支援するだけではなく，社会や地域でのコーディーネーターとして，食生活の面からも社会参加の機会の増加と健康のための資源へのアクセスの改善と公平性を確保することで，人々の健康寿命の延伸・健康格差の縮小に寄与できる。

　本書では，社会や地域での健康プロモーターとして管理栄養士・栄養士に求められるさまざまな専門的なスキルや汎用能力を培う視点からも書かれている。

＜本実習書の使い方＞

　各実習の冒頭頁に，実習内容がフローチャート形式で記載され，課題，ワークシート，参考資料についても，フローチャートの手順書の中で実施，参考とする箇所を明記した。実習の手順は，実習項目の順序に沿って実習に取り組める内容となっている。

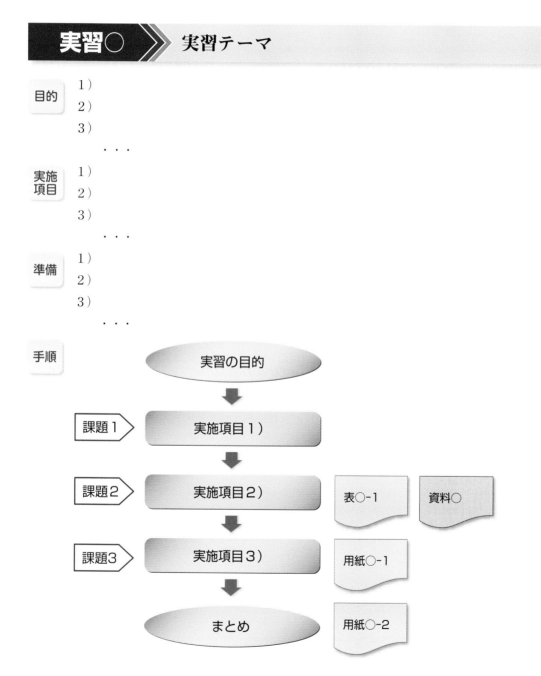

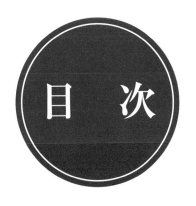

目 次

実習12 多様な場におけるライフステージ別栄養教育の展開 **67**

資　料

別冊付録

実習1 ▷▷ 栄養教育アセスメント

目的
1）栄養教育マネジメントのアセスメント内容，データの収集方法について理解する。
2）フォーカスグループインタビューを用いて質的データ収集方法・分析方法を学ぶ。
3）分析結果をまとめ，対象集団における課題を考える。

実施項目
1）栄養アセスメント（身体計測・食事調査法）・行動のアセスメント（行動記録）の実施
2）フォーカスグループインタビューの設定および実施と記録

準備
1）体重計，身長計，インサーテープ，アディポメーター，秤，食品成分表，電卓または栄養価計算ソフト，活動量計（歩数計），健康づくりのための身体活動・運動ガイド
2）インタビューを実施する環境（静かな部屋，参加者と司会者が囲めるテーブルといす，観察記録者の席，ICレコーダやビデオカメラなど）
3）PC（記録作成，データの単位化，カテゴリー化），カード類（データの分類・整理）

手順

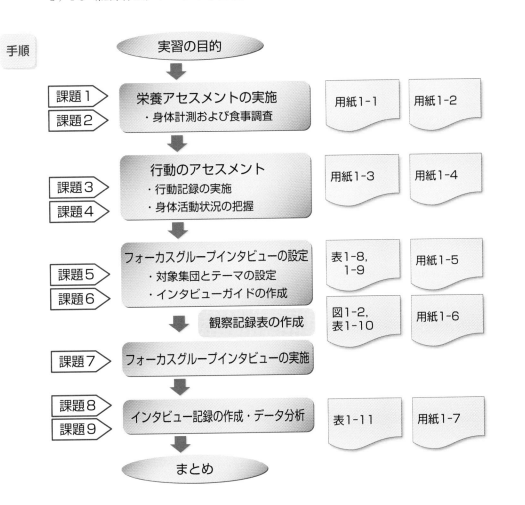

実施1-1　栄養アセスメントの実施

【栄養アセスメント】

　栄養教育計画（Plan）の第一歩は，対象者の状態を把握し，課題を分析する栄養アセスメントを行うことである。栄養アセスメントは，「客観的データ」と「主観的データ」を収集し，栄養課題を抽出して整理する（表1-1）。対象者主体の教育を進めるために対象者ニーズやQOLを把握することも重要である。

表1-1　栄養アセスメントの方法，種類，備考

方　法	種　　類	備　　考
実測法	身体計測 生理・生化学的検査 食事調査　秤量法，陰膳法	・測定者の個人内誤差や個人間誤差を最小限にするためのトレーニングをする。 ・他職種による侵襲的処置による情報をスムーズに収集するために連携を強化する。
質問紙法	自記式　留置法，郵送法， 　　　　　ウェブ調査法 他記式　面接聞取り法，電話調査法	・対象者の負担軽減，ならびに，質問に対する正当な回答を高い回収率で得るためには，質問紙の選択肢の数と内容を精査し，明確な表現の工夫が必要である。 ・記名を伴う場合には特に，プライバシーに配慮する。
面接法（インタビュー）	個人面接法 【調査者1名：対象者1名】 　問診・24時間思い出し法・食スキルや環境要因の聞き取り 集団面接法 【1名～複数：数名～数十名】 　フォーカスグループインタビュー法	・予備知識による偏見などを持たずに接する。 ・インタビュー技術の充分なトレーニングを積む。 ・多面的な情報量は増えるが長時間に及ぶ可能性があり，運営調整役のファシリテータの充分なトレーニングが必要である。
観察法	皮膚・爪・口唇や舌・浮腫などの視診，摂食嚥下，ADL	・行動観察の場合，観察されているという意識を対象者に抱かせない工夫が必要である。
既存資料	保健統計（保健・医療・福祉団体など）	・信頼性のある情報源を選択し，利用する。

出典　杉山みち子・赤松利恵・桑野稔子：カレント栄養教育論，p60，建帛社，2016

課題1　栄養アセスメントの項目から身体計測を選び実測してみよう。体格指数や指標を用いて，評価してみよう（用紙1-1）。

課題2　栄養アセスメントの項目から食事調査を実施する。食事調査は，食事記録法（秤量法または目安量法）により食事記録表を作成する（用紙1-2）。

表1-2　食事調査方法の種類と特徴

調査法		実施上の注意	長所	短所
現在の食事に関する調査法	食事記録法	・秤量法と目安量法がある。 ・摂取した食物とその量，食品名，調理方法，目安量を的確に記載してもらう場合は，回答者の事前訓練が必要となる。 ・調査者が記載内容を確認し，必要に応じて修正する。または修正を求める。 ・デジタルカメラ撮影の記録を併用すると，記入もれを防ぎ，より正確な記録ができる。	・厳密に行われれば，記録期間中の食物摂取量を正確に把握できる。 ・秤量記録法は，他の食事調査法の精度を評価する場合のゴールドスタンダードとなる。	・回答者の負担が大きい。 ・回答者が記載するので，子どもや自立機能の低下した人にはむずかしい。 ・調査日数が少ないと，日常的な摂取量の妥当性が低下する。 ・回答者が記載する負担を考えて，食事を変化させてしまうと，通常の食生活が反映されない。 ・入手した情報をコード化するには，手間と費用がかかる。
	陰膳法（材料買い上げ法）	・実際に摂取された食事を全て集められるよう配慮する（プライバシーの保護や材料費の支払いをきちんとするなど）。	・回答者の記憶に依存せず，また食品成分表が有する誤差が解消できるので，精度が高い。 ・他の食事調査法の精度を評価する場合のゴールドスタンダードとなる。	・回答者の負担が大きい。 ・調査者の手間と費用，時間が多くかかる。
過去の食事を振り返る調査法	24時間思い出し法	・信頼性を高めるためには，調査者の訓練が必須となる。 ・思い出しの手助けには，実物大のフードモデルや写真を利用する。	・調査者が面接して回答を記録するので，回答者は読み書きを必要としない。 ・回答者の負担が少ない。 ・直前のことを思い出すので，回答者は一般に食事の大半を思い出すことができる。 ・食物を摂取してから行われるので，食行動の変化がない。	・食事は個人内変動（日差）が大きいため，1回のみの調査で個人の日常の食事を把握するのには適さない。 ・調査者の面接技術に依存する。
	半定量食物摂取頻度調査法	・食品リストは，回答者や目的に応じて，適切なものを採用する。 ・摂取量は，1回あたりの平均的な摂取量（ポーションサイズ）を示す。 ・食事記録法や陰膳法などと比べてどの程度一致するかの妥当性が検討されている調査票を使用する。	・習慣的な摂取状況を把握できるので，日常的な情報が得られる。 ・データ収集と処理の費用や時間，回答者の負担が比較的少ないため，大規模な調査（疫学調査）に利用される。	・使用する食品リストや回答者の記憶に依存するため，摂取量の定量が24時間思い出し法よりは正確ではない。 ・単一の食品で聞き取る場合は，正確な回答を得ることが困難である。 ・ある集団の食事摂取の量的パラメータを推測するために使用するのが適当かどうかについては意見が分かれるため，推計される栄養素等摂取量は概算にすぎないことを認識する必要がある。
	食事歴法	・通常，過去に他の目的で詳細な食事記録が収集されている人を対象とし，再び調査して食事歴を評価する。 ・必要に応じて，フードモデルや写真を活用する。	・食習慣を評価できる。 ・がんの疫学調査などで採用されている。	・回答者の記憶に依存するので，不確実なこともある。 ・調査者の十分な訓練が必要である。

出典　逸見幾代，佐藤香苗編著：マスター栄養教育論〔第2版〕，建帛社，2013，p.63

【食事記録法】（用紙1－2）

① 平日3日間の食事を記録する

　調査日は連続した3日間（平日）とし，日常の食事が反映できる日を選ぶ。朝食・昼食・夕食・間食など，飲食したすべてを記録する。記入もれがあると正しい結果が得られないので，記入もれがないよう留意する。調理済み食品や外食を利用した場合は，メーカー名，メニュー名等を記録しておく。

　　秤量法：食べる前に食べるものをすべて秤で量って記録する。どんな食材，調味料が使用されたか，生・茹で・乾物など調理法の区別も必要である。個々の測定が不可能な場合は，でき上がったものの全体を測定して，食べた割合で換算する。

　　目安量法：秤を使用せずに感覚的な大きさや重さの目安量（茶碗1杯など）を記録し，重量に換算する。または，容器に記載された重量を転記するなどして，秤量せずに記録する。デジタルカメラ撮影の記録を併用すると，記入もれを防ぎ，より正確な記録ができる。

② 栄養素等摂取状況を計算する

　・日本食品標準成分表，または栄養価計算ソフトウェアを用いて栄養素等摂取量を算出する。

　・市販食品を利用した場合は，食品の栄養成分表示を参考にする。

　・日別の栄養素等摂取量および3日間の平均値の栄養素等摂取量を算出する。

【参考：食物摂取頻度調査法・食事歴法】

　健康増進や疾病予防を目的とする食生活改善の栄養教育を行う場合に，数日間の食事内容よりも，習慣的な食事を把握する必要がある。そのため，食事調査法は，食事記録法や食事思い出し法よりも，食物摂取頻度法や食事歴法を選択することが適切である。この場合，信頼度（妥当性と再現性）を検証された質問票を用いる。BDHQやFFQ NEXTなどの調査票の利用が推奨できる。

過去1年間の食事を思い出して，平均的な頻度と量を記入してください。まったく食べない場合は，月に 1 回未満にチェック，目安量のところには何も記入しないでください。

食品名		月に1回未満	月に1〜3回	週に1〜2回	週に3〜4回	週に5〜6回	毎日1回	毎日2〜3回	毎日4〜6回	毎日7回以上	一回あたりの目安量	少ない（半分以下）	同じ	多い（1.5倍以上）
												目安量より		
牛肉	ステーキ	□	□	□	□	□	□	□	□	□	ステーキ用1枚（150g位）	□	□	□
	焼き物（焼き肉など）	□	□	□	□	□	□	□	□	□	うす切り5枚（100g位）	□	□	□
	炒め物（野菜炒めなど）	□	□	□	□	□	□	□	□	□	うす切り3枚（60g位）	□	□	□
	煮込み（カレー・シチューなど）	□	□	□	□	□	□	□	□	□	2〜3cm角切り3個（50g位）	□	□	□
鶏肉	揚げ物（唐揚げなど）	□	□	□	□	□	□	□	□	□	3個（50g位）	□	□	□
	鳥レバー（やきとりなど）	□	□	□	□	□	□	□	□	□	やきとり1本（30g位）	□	□	□

図1－1　半定量食物摂取頻度調査票の例

出典：国立がん研究センター：食物摂取頻度調査票 FFQ NEXT，建帛社

実施1-2　行動のアセスメント（行動の記録）

　行動記録から，対象者の食行動実態を把握し，食行動の特性や課題，対象者のニーズを分析するアセスメントができる。また，日常生活の活動記録から身体活動状況をアセスメントすることができる。

課題3　　行動記録の記入例（表1-3）を参考にして，行動記録表（用紙1-3）を用いて3日間の行動を記録する。

【記録に関する留意事項】

　日々の行動を時刻にそって記録する。食行動は，飲食した食べ物の内容（what），誰とどこでどのような場面で食べたのかなどの飲食時の状態（why/ where/with whom），また，その時の気持ち（mind）を記録しよう。行動記録から，食行動の特性をアセスメントしてみよう。

表1-3　行動記録の記入例（1日目の記録）

when 時刻(時)	behavior/action 行動内容	what 飲食した食べ物	why/ where/with whom 飲食したときの状態	mind 飲食したときの気持ち
0		ポテトチップ（1袋）	何となくお腹が空いたので買い置きのお菓子を食べた	罪悪感
1	インターネット			
2				
3	睡眠			
4				
5				
6				
7	起床・身支度・朝食	トースト，野菜ジュース	朝時間がないので，さっと食べられるものを食べた。ひとりで準備して食べた。	急いでいる，とりあえず食べたい。野菜ジュースは体によいと安心した。
8	電車で通学			
9	授業			
10				
11				
12	昼食	親子丼, 小鉢(ほうれん草お浸し)，お茶	友達と学食で一緒に食べた。	友達と話しながら食べて楽しかった。ホッとした。
13				
14				

課題4 　次のA～Cのいずれかの方法を用いて，身体活動状況を把握する方法を理解しよう。

A：歩数記録法（歩数計）を用いて1週間の歩数を測定し，身体活動レベルを推測する。

B：加速度計法（ライフコーダ）などを用いて1週間の身体活動を測定し，エネルギー消費量，身体活動レベルを推測する（表1-4参照）。

C：生活時間調査（タイム・スタディ）法を用いて1日のすべての活動について内容・時間を記録する。表1-5，1-6を参考にして集計し，メッツの平均値から1日の総エネルギー消費量（TEE），身体活動レベル（PAL）を算出し，身体活動を評価する（用紙1-4）。

計算式：基礎代謝量(kcal/日)＝基礎代謝基準値(kcal/kg/日)※×体重(kg)

　　　　※18～29歳の基礎代謝基準値：男性23.7（kcal/kg/日），女性22.1（kcal/kg/日）

　1日の総エネルギー消費量(TEE)＝座位安静時代謝量(≒1メッツ)×メッツの平均値÷0.9

　　　　　　　　　　　　　　　　＝基礎代謝量(kcal/日)×1.1×メッツの平均値÷0.9

　　　　　　　　　　　　　　　　＝基礎代謝量(kcal/日)×メッツの平均値×1.2

　身体活動レベル(PAL)＝1日の総エネルギー消費量(TEE)÷基礎代謝量(kcal/日)

表1-4　ライフコーダ測定結果のアセスメント（例）

測定日	総消費量（kcal）	歩数（歩）	日常の活動量との比較（下の1～5に○をつける）				
月　　日			1	2	3	4	5
月　　日							
月　　日							
月　　日							
月　　日							
月　　日							
月　　日							
平均値							

ライフコーダの総消費量の平均値から，身体活動レベル（PAL）を算出する。
PAL＝（　　　　　　　　　）

1．いつもよりかなり少ない

2．いつもよりやや少ない

3．いつもどおり

4．いつもよりやや多い

5．いつもよりかなり多い

表1-5　生活活動のメッツ表

メッツ	3メッツ以上の生活活動の例		
3.0	普通歩行（平地，67m/分，犬を連れて），電動アシスト付き自転車に乗る，家財道具の片付け，台所の手伝い，大工仕事，梱包，ギター演奏（立位）		
3.3	カーペット掃き，フロア掃き，掃除機，身体の動きを伴うスポーツ観戦		
3.5	歩行（平地，75～85m/分，ほどほどの速さ，散歩など），楽に自転車に乗る（8.9km/時），階段を下りる，軽い荷物運び，車の荷物の積み下ろし，荷づくり，モップがけ，床磨き，風呂掃除，庭の草むしり，車椅子を押す，スクーター（原付）・オートバイの運転		
4.0	自転車に乗る（≒16km/時未満，通勤），階段を上る（ゆっくり），動物と遊ぶ（歩く/走る，中強度），高齢者や障がい者の介護（身支度，風呂，ベッドの乗り降り），屋根の雪下ろし		
4.3	やや速歩（平地，やや速めに＝93m/分），苗木の植栽，農作業（家畜に餌を与える）		
4.5	耕作，家の修繕		
5.0	かなり速歩（平地，速く＝107m/分），動物と遊ぶ（歩く/走る，活発に）		
5.5	シャベルで土や泥をすくう		
5.8	こどもと遊ぶ（歩く/走る，活発に），家具・家財道具の移動・運搬		
6.0	スコップで雪かきをする	8.0	運搬（重い荷物）
7.8	農作業（干し草をまとめる，納屋の掃除）	8.3	荷物を上の階へ運ぶ
8.8	階段を上る（速く）		
メッツ	3メッツ未満の生活活動の例		
1.8	立位（会話，電話，読書），皿洗い		
2.0	ゆっくりした歩行（平地，非常に遅い＝53m/分未満，散歩または家の中），料理や食材の準備（立位，座位），洗濯，こどもを抱えながら立つ，洗車・ワックスがけ		
2.2	こどもと遊ぶ（座位，軽度）		
2.3	ガーデニング（コンテナを使用する），動物の世話，ピアノの演奏		
2.5	植物への水やり，こどもの世話，仕立て作業		
2.8	ゆっくりした歩行（平地，遅い＝53m/分），こども・動物と遊ぶ（立位，軽度）		

資料　厚生労働省：健康づくりのための身体活動・運動ガイド2023

表1-6　運動のメッツ表

メッツ	3メッツ以上の運動の例
3.0	ボウリング，バレーボール，社交ダンス（ワルツ，サンバ，タンゴ），ピラティス，太極拳
3.5	自転車エルゴメーター（30～50ワット），体操（家で，軽・中等度），ゴルフ（手引きカートを使って）
3.8	ほどほどの強度で行う筋トレ（腕立て伏せ・腹筋運動）
4.0	卓球，パワーヨガ，ラジオ体操第1
4.3	やや速歩（平地，やや速めに＝93m/分），ゴルフ（クラブを担いで運ぶ）
4.5	テニス（ダブルス），水中歩行（中等度），ラジオ体操第2
4.8	水泳（ゆっくりとした背泳）
5.0	かなり速歩（平地，速く＝107m/分），野球，ソフトボール，サーフィン，バレエ（モダン，ジャズ），筋トレ（スクワット）
5.3	水泳（ゆっくりとした平泳ぎ），スキー，アクアビクス
5.5	バドミントン
6.0	ゆっくりとしたジョギング，ウェイトトレーニング（高強度，パワーリフティング，ボディビル），バスケットボール，水泳（のんびり泳ぐ）
6.5	山を登る（0～4.1kgの荷物を持って）
6.8	自転車エルゴメーター（90～100ワット）
7.0	ジョギング，サッカー，スキー，スケート，ハンドボール
7.3	エアロビクス，テニス（シングルス），山を登る（約4.5～9.0kgの荷物を持って）
8.0	サイクリング（約20km/時），激しい強度で行う筋トレ（腕立て伏せ・腹筋運動）
8.3	ランニング（134m/分），水泳（クロール，ふつうの速さ，46m/分未満），ラグビー
9.0	ランニング（139m/分）
9.8	ランニング（161m/分）
10.0	水泳（クロール，速い，69m/分）
10.3	武道・武術（柔道，柔術，空手，キックボクシング，テコンドー）
11.0	ランニング（188m/分），自転車エルゴメーター（161～200ワット）
メッツ	3メッツ未満の運動の例
2.3	ストレッチング
2.5	ヨガ，ビリヤード
2.8	座って行うラジオ体操，楽な強度で行う筋トレ（腹筋運動）

資料　厚生労働省：健康づくりのための身体活動・運動ガイド2023

実施1-3 フォーカスグループインタビューの設定

1．対象集団の設定，テーマの設定

ライフステージにおける集団の特性や課題を理解し，明らかにしたいテーマを設定する。

表1-7 各ライフステージにおける特性と課題

ライフステージ		集団の特性	集団の課題
妊娠期・授乳期 （乳児含む）		・妊娠，出産に伴う生理的，心理的変化 ・栄養素の付加 ・体重コントロール ・泌乳量の確保 ・離乳の開始から完了	・栄養素摂取の偏り ・離乳食の作り方，進め方 ・離乳の過程における母親と乳児との関わり方 ・産後うつなどの精神的変化
幼児期		・保護者と過ごすことが多い（1～3歳児） ・幼稚園，保育所などの集団生活（3歳～） ・自分で食べるスキルの獲得 ・精神面の発達における自己中心性，衝動性	・食事リズムの確立 ・食べ物の好き嫌い ・食べ方（スプーン・箸，マナーなど） ・間食の内容
学童期		・発達に性差がある ・活発な身体活動に必要な栄養素摂取 ・学校給食の実施 ・食事の自己管理の必要性	・生活リズムの乱れ ・朝食欠食，偏食，孤食 ・間食の摂り方
思春期		・第二次性徴による体の変化 ・受験，塾通い ・自立への移行期 ・食事の自己管理能力の必要性 ・精神的自立に向かい，不安定な時期	・生活リズムの乱れ ・朝食欠食，偏食，孤食，間食・夜食の摂り方 ・コンビニ，ファストフードの利用 ・ボディイメージのゆがみ ・やせ志向による誤ったダイエット
成人期	前期	・自立した生活 ・仕事，家事や子育てによる多忙	・多い外食や遅い夕食 ・調理済み食品の多用 ・栄養素摂取の偏り ・飲酒・喫煙習慣 ・運動不足や睡眠不足 ・生活習慣病の発症
	後期	・社会的責任の重圧 ・代謝機能の減退 ・更年期（40代後半以降）	
高齢期		・仕事から引退 ・夫婦，単独世帯 ・生理機能の低下 ・生活機能の低下 ・摂食機能の低下	・低栄養などの栄養素摂取の偏り ・生活習慣病の慢性化，長期化 ・咀嚼・嚥下障害，味覚障害 ・閉じこもり ・認知症

【考えてみよう】

表1-7を参考に，フォーカスグループインタビューで明らかにしたい対象者とその課題を決めよう（実習では，インタビュー可能な範囲で対象者を決めるとよい）。

例）管理栄養士課程在籍中の大学生に伝えたい食知識について　など

2．インタビューガイドの作成

【フォーカスグループインタビューの特徴】

- ・特定のテーマについて，参加者が自由な雰囲気の中で会話する。
- ・参加者の「生の声」から潜在的な意見やニーズを引き出し，体系的に整理する。
- ・参加者の相互作用（グループダイナミクス）で幅広い意見を収集できる。

【フォーカスグループインタビューの準備】

- ・**目的の確認**：何を明らかにし，どう栄養教育に生かすのか，目的を明確にする。
- ・**対象者の確保**：適切な人数の決定，参加者の募集や依頼を行う。参加者にはテーマと質問内容を事前に知らせて同意を得る。
- ・**実施場所の確保**：静かで，設定人数がゆったりと話すことができる空間を確保する。
- ・**実施時間の設定**：質問内容により実施時間を検討するが，あまり長時間にならない程度に，ゆったりとリラックスして話せるよう配慮して設定する。
- ・**質問項目の設定**：回答・分析しやすい項目を設定し，日常生活で実際に触れられる内容にする。

【インタビューガイドの作成】

　設定した質問項目をもとに，表1-8に従ってインタビュア（司会）が話す文章や流れについて記入したインタビューガイドを作成する。

　　　役割分担：インタビュアや観察記録者（複数）を決定し，打ち合わせを行う。役割は交替しながら，それぞれの役割を体験する。

表1-8　インタビューガイドにおける項目

1．導入	（1）開始の挨拶 （2）インタビューの目的を説明する。 （3）インタビューにおけるガイドライン（ルール）を説明する。 　・自由に発言できるが，他者の発言中は発言しない。 　・一人ひとりの意見を収集することが大事。 　・他者の意見に同意する必要はなく，自身の意見を述べる。 　・個人が特定されないようにデータを取り扱うなどの個人情報の保護についての説明を行う（議論した中で得た個人情報は口外しないこと）。
2．ウォーム・アップ	（1）参加者の自己紹介と参加の背景などを順に聞く。 （2）その他に，導入的な質問を適宜加えてもよい。
3．質問	（1）やさしく，答えやすい一般的な質問（特に最初の質問において） （2）（参加者がリラックスしてきたら）個人の感情など根本的な意見を引き出す質問
4．要約	（1）当初のテーマを確認し，参加者の回答を要約しながら体系化する。 （2）まだ議論されていない論点を挙げ，それを議論する時間がないことを述べる。
5．意見の照合	議論された論点について，各参加者から出た意見を確認する。
6．終了	謝辞を述べる。

課題5 〉　テーマに沿って質問項目を設定し，インタビューガイドを作成する。

　インタビュアが話す内容を表1-8に従って作成する（用紙1-5を使って作成する。参考として表1-9に作成例を示す）。

表1-9　インタビューガイドの作成例

テーマ	大学生の食生活の問題点について
目的	大学生の食生活の問題点を改善するために，どのような食知識が足りないのか，どのような食環境の整備が必要か，どのような食行動の変容が可能かという点についてグループインタビューを用いて情報収集を行う。
対象者	○○○○学科　○年生　○名
実施日時	○年　○月　○日（　　　）　　　　○時○分～○時○分
実施場所	○○教室
インタビュー内容	**導入** 　本日は，お集まりいただきありがとうございます。私はこのインタビュー司会を務めます○○と申します。約○分でみなさまの日頃の食生活について率直なご意見を伺いたいと思います。どうぞよろしくお願いいたします。 　　インタビューの目的は・・・（目的の説明） 　　インタビューを実施するにあたり・・・（ルールの説明） 　　参加者の自己紹介，参加の背景など・・・（順に発言を促す） 　　個人情報の保護についての説明・・・（例：ご発言いただいた内容は，個人が特定されないようコード化して処理します） **質問** （テーマに沿っていくつかの質問項目を設定し，順に質問していく。参加者の意見を引き出すような質問を心掛ける） 　　例：毎日の食生活において，どのようなことが問題だと感じていますか。 　　　　日頃の食事についてどのようなことを知りたいと思っていますか。 　　　　自分の周囲にどのような食環境があればよいと思いますか。 **要約** （得られた発言内容を要約し，目的に沿った情報を収集したことを確認する。） 　　例：みなさまの食生活について，発言によりいくつかの問題点が明らかになりました。○○，○○および○○ということがわかりました。 **意見の照合** （得られた意見について参加者に確認する。） 　　例：問題点について，議論のなかで○○の意見がありましたが，○○ということでよろしいでしょうか。 **終了** （謝辞を述べる。） 　　例：本日は，ありがとうございました。

実習
1

3．観察記録表の作成

課題6 ▷ フォーカスグループインタビュー実施時に，参加者の様子や発言を記録する。図1-2・表1-10を参考にして，そのための「観察記録表」を作成する（用紙1-6）。

図1-2・表1-10の事例では，6名の参加者に番号を振り，司会者と3名の観察記録者A,B,Cを設定している。観察記録者は参加者1～6のうち2名ずつ担当を決め，発言と態度（記号に○印）を記録表に記入する。2名の記録が難しい場合は1名の記録を割り当てる。発言時における他の参加者の表情など特記することがあれば表の右欄に記入する。この記録表は，複数ページにわたることもあるため，ナンバーを振っておく必要がある。また，後に確認するために記録者氏名を記入する。

インタビュアは，基本的にはインタビューガイドに沿って進めるが，議論の流れによっては進行を臨機応変に変えていく必要もある。司会進行に慣れるための模擬インタビューをしておくとよい。また，観察記録者は，1名につき参加者2名程度の発言を記録するために，訓練しておく必要がある。模擬インタビューで記録する訓練をしておくとよい。

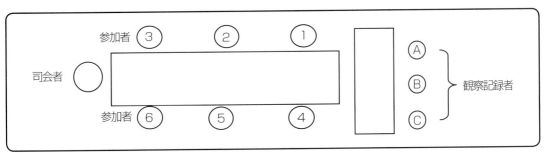

図1-2　「フォーカスグループインタビュー」配置図の例

表1-10　記録表の例

番号	発言記録	発言者の様子	他の参加者の表情	
			番号	態度（記号か言葉で）
1		○		
2		×		
3		+		
4		−		
5				
6				

記録者＿＿＿＿＿＿＿＿＿＿

（参会者の様子）積極的な態度：○　　消極的な態度：×　　共感的な態度：＋　　否定的な態度：−

実施1-4 フォーカスグループインタビューの実施と記録

1．インタビューの実施

課題7 テーマに沿ってフォーカスグループインタビューを実施する。

【実施に関する注意事項】

1．インタビュアは，参加者にこのインタビューで得た情報は外部には漏らさないことを説明し，同意を得てからインタビューを始める。
2．観察記録の補助的役割として，インタビューを録音（または録画）する。録音や録画ができない場合は，速記者が速記を行う。必ず参加者の同意を得てから録音や録画および記録を開始する。
3．インタビュアは，インタビューガイドに従って，時間配分に配慮しながら進める。
4．インタビュアは，ファシリテーターとして，参加者のグループダイナミクスを利用しながら，参加者の発言を促す。

【考えてみよう】

インタビューを実施してみて，どのような点で困難を感じたかなど，インタビュア・観察記録者・参加者としての視点で振り返ってみよう。

2．インタビュー記録の作成

課題8 観察記録表と録音データなどを用いて，インタビュー記録を作成する。

観察記録表と録音データとを照合し，インタビューの一連の流れを文字に起こす（インタビュー記録）。インタビュー記録には，発言者番号，発言，発言者の態度，他の参加者の態度を記述する。

実施時間等の理由で，インタビュー記録（逐語録）を作成するのが難しい場合は，インタビューを行いながら分析を行ってもよい。

3．インタビュー記録の分析と課題のまとめ

課題9 インタビュー記録から発言内容を整理し，カテゴリ化した上で，対象集団の課題を明らかにする（用紙1-7）。

【① 一次分析（重要アイテムの抽出）】

インタビュー記録の中から，目的と照らして「意味のある項目（重要アイテム）」にラインマーカーなどで印をつけていく（単位化）。

【② 二次分析（重要カテゴリーの抽出）】

ラインマーカー等で印のついた重要アイテムを一つずつカードに記入し，同じ内容のカードごとに分類する。カードにはその内容に合意した参加者数や否定的な参加者数も入れておく。そのまとまり一つひとつに見出しをつけ，封筒などにアイテムのカードを入れていく（カテゴリー化）。

※この作業は複数で行い，全員が納得のいく形に重要カテゴリーを決定する。

【③　分析結果のまとめ】

　重要アイテム，重要カテゴリーを表にまとめ，インタビュー対象集団の課題を確認する。表1-11に表の一例を示す。

表1-11　インタビュー記録からの分析表フォーマット記入例

重要カテゴリー	重要アイテム	共感人数	データ数
朝食	・朝早く起きられなくて，朝食を食べないで大学に行くこともあります。	4	3
	・毎日食べるけど，いつも菓子パンとコーヒーだけです。	2	1

【考えてみよう】

　データ分析により，インタビューの発言が整理されて，確かめたいことが明確になっただろうか。結果をインタビューの目的に照らしてグループで話し合い，調査した集団の課題やニーズは何か，まとめてみよう。

　注意：レポート提出等が終了した後，インタビュー記録やICレコーダの記録などは個人情報が残らないように必ず破棄すること。

実習2 ヘルスリテラシー（情報の利用と活用）

目的
1）ヘルスリテラシーの概念を理解する。
2）科学的根拠（エビデンス）に基づく栄養教育の必要性を理解する。

実施項目
1）ヘルスリテラシーの概念の理解と実例
2）二次データの種類と利用
3）エビデンスの検索

準備 インターネット環境を整えたパソコン

手順

```
                        実習の目的
                            ↓
課題1 ▷      ヘルスリテラシーの概念の理解        資料1
                            ↓
              栄養アセスメントのための情報収集
                    ↓               ↓
課題2 ▷      二次データの利用
                                   エビデンスの検索
課題3 ▷
                    ↓               ↓
                        まとめ
```

実施2-1　ヘルスリテラシーとは

1．ヘルスリテラシーの概念

　リテラシーのもとの意味は「読解記述力」を指していたが，現代では何らかの表示されたものや表現されたものを適切に理解し分析して，その内容を改めて表示・表現できることをいう。

　ヘルスリテラシーとは，自分に合った健康情報を探して，理解して評価した上で，その情報を活用する能力をいう。

ヘルスリテラシーの定義

　健康や医療に関する情報を探し，理解し，評価し，活用するための力で，日常生活におけるヘルスケア，疾病予防，ヘルスプロモーション等について，より健康に結びつくような意思決定をし，生涯を通じて生活の質を維持・向上させるものである。

出典　中村丁次・外山健二・笠原賀子編著：管理栄養士講座 栄養教育論〔第３版〕，p.36，建帛社，2020

　また，ヘルスリテラシーには，「機能的ヘルスリテラシー」，「相互作用的（伝達的）ヘルスリテラシー」，「批判的ヘルスリテラシー」という３つのリテラシーレベルがあるといわれている（表２-１）。

表２-１　３つのヘルスリテラシーのレベルと意味

ヘルスリテラシーのレベル	意　味
機能的ヘルスリテラシー	情報を理解する基本的な読み書き能力
相互作用的（伝達的）ヘルスリテラシー	情報を検索，入手，伝達（発信），活用する能力
批判的ヘルスリテラシー	情報を批判的に分析し主体的に活用する能力

2．ヘルスリテラシー尺度

　ヘルスリテラシーを意識したコミュニケーションをとるために，相手のヘルスリテラシーを評価して進めていくことが重要であり，その評価法として表２-２に示すヘルスリテラシー尺度HLS-14（14-item health literacy scale）が開発された。項目１～５が「機能的ヘルスリテラシー」，項目６～10が「相互作用的（伝達的）ヘルスリテラシー」，項目11～14が「批判的ヘルスリテラシー」に関する項目である。

表2－2　ヘルスリテラシー尺度

病院や薬局からもらう説明書やパンフレットなどを読む際に	
1	読めない漢字がある
2	字が細かくて読みにくい
3	内容が難しくて分かりにくい
4	読むのに時間が掛かる
5	誰かに代わりに読んでもらうことがある
ある病気と診断されてから，その病気やその治療・健康法について	
6	いろいろなところから情報を集めた
7	たくさんある情報から自分が求めるものを選び出した
8	自分が見聞きした情報を理解できた
9	病気についての自分の意見や考えを医師や身近なひとに伝えた
10	見聞きした情報をもとに実際に生活を変えてみた
ある病気と診断されてから，その病気やその治療・健康法に関することで，自分が見聞きした知識や情報について	
11	自分にもあてはまるかどうか考えた
12	信頼性に疑問を持った
13	正しいかどうか聞いたり調べたりした
14	病院や治療法などを自分で決めるために調べた

出典　Suka M, et al. The 14-item health litercy scale for Japanese adults（HLS-14）. Environ Health Prev Med. 2013 ; 18 : 407-15.

課題1 ▷ 　ヘルスリテラシーの3つのレベルと尺度（表2－1，表2－2）を踏まえて，ヘルスリテラシーを高めるための対象者への働きかけを考えよう。

【参考例】

・p.86，資料1

・厚生労働省：「統合医療」に係る情報発信等推進事業「ヘルスリテラシーを考慮したコミュニケーションの例」（https://www.ejim.ncgg.go.jp/pro/communication/c01/02.html#e01）

実施2-2　二次データの基礎知識

　社会では健康情報がたくさんあり，その中からエビデンスに基づいて情報を取捨選択する力が管理栄養士には求められる。調査者が実測法，観察法，面接法，質問紙法などを用いて情報を収集し，それで得られた情報を一次データという。二次データは総務省，厚生労働省，文部科学省などの政府機関，都道府県や市町村，研究機関などが実施した調査の統計データなど既存の公表されているものを指す。調査目的が異なるデータとなるが，調査者が活用できるデータがあり，比較・参考とすることができる。

課題2　二次データを利用してみよう

※参照「e-Stat」：日本の統計が閲覧できる政府統計ポータルサイト（https://www.e-stat.go.jp/）

例）○○県 J 市20歳代男女200人を対象として，1日の野菜摂取量を調査したところ，男性は246 g，女性は238 g であった（一次データ）。二次データと比較分析をしてみよう（表2-3参照）。

【インターネットでのキーワード検索】
・インターネットを使って「国民健康・栄養調査　野菜」で検索する。
・「国民健康・栄養調査結果の概要：厚生労働省」の結果が得られる。最も新しい令和元年度の結果の概要を見る。
・一次データとして J 市の男女20歳代の野菜摂取量は，野菜摂取量の目標値や全国の野菜摂取量と比較分析する。

表2-3　二次データの例

令和元年度国民健康・栄養調査結果の概要：厚生労働省
https://www.mhlw.go.jp/content/10900000/000687163.pdf

| 野菜摂取量の平均値は280.5 g であり，男性288.3 g，女性273.6 g である。この10年間でみると，いずれも有意な増減はみられない。年齢階級別にみると，男女ともに20～40歳代で少なく，60歳以上で多い。20-29歳代の平均は，男性233.0 g，女性212.1 g である。野菜摂取量の平均値は280.5 g であり，男性233.0 g，女性212.1 g である。なお，参考として健康日本21（第三次）では「野菜摂取量の平均値1日350 g 以上」と書かれている。 |

実施2-3　エビデンスを探してみよう

　健康に関する情報は，誰でもテレビ，新聞，雑誌，インターネット，SNSなどから入手できるが，その得られた情報は正確なのか，効果がみられるのかなどを検証することが必要である。その際，科学的根拠（エビデンス）に基づいて情報を選択することが，栄養教育に求められる。EBN（Evidence Based Nutrition）を実践するために，巷にある健康や医療に関連する情報のエビデンスを探す。該当する学会誌の学術論文，各種データベースを利用して調べる。

表2-4　学術論文検索など各種データベースの例

NII（国立情報学研究所）	
CiNii Research	日本語の論文を検索（https://cir.nii.ac.jp/）
CiNii Books	大学図書館を検索（https://ci.nii.ac.jp/books/）
CiiNii Dissertations	日本の博士論文を検索（https://ci.nii.ac.jp/d/）
KAKEN	科学研究費助成事業データベース（https://kaken.nii.ac.jp/ja/）
IRDB	学術機関リポジトリデータベース（https://irdb.nii.ac.jp/）
Webcat Plus	蔵書検索（http://webcatplus.nii.ac.jp/）
国立国会図書館	
国立国会図書館サーチ	国立国会図書館をはじめ，全国の公共・大学・専門図書館や学術研究機関等が提供する資料，デジタルコンテンツを統合的に検索（https://iss.ndl.go.jp/）
論文情報データベース	
Cochrane Library	無作為化比較試験を中心に，世界中の臨床試験のシステマティック・レビューを行い，情報を提供している。
Google Scholar	多岐にわたる様々な分野の学術文献を簡単に検索できる。
JDreamⅢ	科学技術文献情報データベース
J-GLOBAL	国立研究開発法人科学技術振興機構（JST）が運営する個別に存在していた科学技術情報をつなぎ，発想を支援するサービス
J-STAGE	国立研究開発法人科学技術振興機構（JST）が運営する電子ジャーナルプラットフォーム
magazineplus	一般誌から専門誌，大学紀要，海外誌紙まで収録した日本最大規模の雑誌・論文情報（見出し）データベース。
PubMed	NLM（米国立医学図書館）内のNCBI（National Center for Biotechnology Information米国生物工学情報センター）が提供するMEDLINEなどの文献抄録データベースの検索サービス
医学中央雑誌WEB	医学中央雑誌刊行会が提供する医学文献情報のインターネット検索サービス。その分野は生理学・生化学，臨床医学の各分野，他獣医学・看護学・社会医学など広範囲である。
メディカルオンライン	医学文献の検索全文閲覧をはじめ医薬品・医療機器・医療関連サービスの情報を幅広く提供。

| 課題3 | 表2－4に掲載してある関連分野の学会誌掲載の学術論文やデータベースから検索をして，エビデンスを探してみよう |

例）更年期の女性から，イソフラボンは更年期症状が改善するのかと尋ねられました。イソフラボンに関する学術的な研究があるかないか，調べてみよう。

① 「健康食品」の安全性・有効性情報（https://www.nibiohn.go.jp/eiken/info/hf.html）を開き，素材情報データベース[※]（2024年2月現在メンテナンス中）をクリックする。利用規約を確認し，ページをスクロールして「イソフラボン」を選択する。10ページにわたって，ヒトでの評価の情報が表示される。情報にはPubMedへのリンクがある。

→イソフラボンは更年期症状に関連する，関連しないという両方の結果があることを確認する。

※「健康食品」に添加されている素材について，現時点で得られている科学的根拠のある有効性の情報に関して，科学論文の内容を忠実に集めたものである。ここに示した情報は素材に関する情報であり，個々の商品の安全性・有効性を示すものではない。

② CiNii Researchで「イソフラボン」で検索すると1,376件，「イソフラボン　更年期症状」で検索すると10件の結果があった（2023年9月現在）。

【厚生労働省「統合医療」情報発信サイト：eJIM】

民間療法をはじめとする相補（補完）・代替療法[※]と，どのように向き合い，利用したらよいのかどうかを考えるために，エビデンス（根拠）に基づいた情報を紹介している（決して個人の責任で実施するさまざまな療法を制限するものではなく，また特定の療法を勧めるものでもない）。

※相補（補完）・代替療法：近代西洋医学と組み合わせられる各種療法

実習3 ▶ 栄養カウンセリング

目的
1）栄養教育に必要なカウンセリングのさまざまな技法を理解する。
2）認知行動療法を理解する。
3）動機づけ面接法を理解する。
4）栄養教育に必要なコーチングの技法を理解する。

実施項目
1）行動カウンセリングの技法
2）カウンセリングの基礎的技法
3）認知行動療法
4）動機づけ面接
5）コーチング技法

準備
各記録用紙の筆記用具等

手順

実習の目的
↓
課題1 ▷ 行動カウンセリングの習得
課題2 ▷ 傾聴，応答，質問，要約の習得
課題3 ▷ ロールプレイングの習得　　用紙3-1　　資料3・4
課題4 ▷ 質問法の習得
↓
課題5 ▷ 認知行動療法の習得　　用紙3-2
課題6 ▷ 動機づけ面接の習得　　用紙3-3
↓
課題7 ▷ コーチング技法の習得　　用紙3-4 用紙3-5
↓
まとめ

実施3-1　行動カウンセリングの技法

栄養教育に必要なカウンセリングを行動カウンセリングの技法を用いて実践する。

1．行動カウンセリング

　栄養カウンセリングのように，行動の変容に導くことを目的としたカウンセリングの手法である。クライアントの問題に対して心理カウンセリングの手法も用いながら行動科学の技法を用いて，望ましい食生活に導き，QOLの向上に導く。

2．行動カウンセリングの5Aアプローチ

　行動カウンセリングの進め方の一つに「5Aアプローチ」がある。外来診療や健診の現場で，短時間に実施できる禁煙治療の方法として考案された，「5Aアプローチ」（AskまたはAssess, Advise, Assess, Assist, Arrange）という指導手順が，世界各国で採用されている[1]。この「5Aアプローチ」は，栄養カウンセリングにも応用ができる。

表3-1　行動カウンセリングの5Aアプローチ（禁酒の例）

ステップ	アプローチ法	アプローチの例
1．Assess（行動変容の準備性や関心度を評価する）	現状を客観的に把握して，行動変容の準備性や関心度を評価する	「現在，1日の飲酒の量はどれくらいですか？」「週に何回くらい飲まれますか？」「禁酒しようと思いますか？」
2．Advise（専門的な情報のアドバイス）	専門的な情報を提供して，アドバイスをする	「今，禁酒することが大切ですよ」「禁酒すれば○○のデータが改善されて，症状がよくなりますよ」
3．Agree（同意を得ながら進める）	相談者の意思確認を行い，同意を得ながら，カウンセリングを進める	「禁酒したいと思う理由はありますか？」「先生は，禁酒が必要と言われていますが，できますか？」
4．Assist（行動変容を支援する）	行動変容を支援する	禁酒開始日を設定する「何か気になることはありますか？」「禁酒をサポートしてくれる方はおられますか？」
5．Arrange（行動の継続を支援する）	フォローアップのカウンセリングをする	「その後，禁酒はいかがですか？」「頑張っていますね」「困っていることがあればサポートさせていただきます」

資料　日本循環器学会：循環器病の診断と治療に関するガイドライン（2009年度合同研究班報告），p.6，筆者改変

| 課題1 | 5Aアプローチの進め方で，高血圧症で，減塩が必要なクライアントの行動カウンセリングのアプローチの例を考えてみよう。 |

ステップ	アプローチ法	アプローチの例
1．Assess （行動変容の準備性や関心度を評価する）	現状を客観的に把握して，行動変容の準備性や関心度を評価する	
2．Advise （専門的な情報のアドバイス）	専門的な情報を提供して，アドバイスをする	
3．Agree （同意を得ながら進める）	相談者の意思確認を行い，同意を得ながら，カウンセリングを進める	
4．Assist （行動変容を支援する）	行動変容を支援する	
5．Arrange （行動の継続を支援する）	フォローアップのカウンセリングをする	

　行動カウンセリングでは，さまざまな行動変容技法を用いながら，クライアントをサポートしていく。

表3-2　禁酒支援における行動変容技法[※]

行　　動	行動変容技法
禁酒開始日を決める	ゴール設定
禁酒宣言書を書く	目標宣言（行動契約）
禁酒行動の記録	セルフモニタリング
飲酒から遠ざかる	刺激統制法
飲みたくなったら別のことを行う	反応妨害・習慣拮抗法，行動置換法
禁酒できたらほうび	オペラント強化法
上手に断る・自己主張	ソーシャルスキルトレーニング （社会技術訓練法）
誘惑されたらどうするかを，予め考える	問題解決（逆戻り防止）
認知のゆがみに気づき別の考えに置換	認知再構成法
家族や友人，同僚の協力を得る	ソーシャルサポート

※　行動変容技法については，実習4も参照すること
資料　足達淑子：禁煙支援における行動技法，日本禁煙学会雑誌，第5巻，第6号，p.181，2010を筆者改変

実施3-2　心理カウンセリングの基礎的技法

栄養カウンセリングを実践するために，基礎的な心理カウンセリングの技法を用いてみよう。

傾聴技法：相手の話に関心を持ち，意識を集中して自分の主観や価値判断を表明せず，相手の立場に立って理解しようとすること。クライアントは，自分の話をじっくりと聞いてもらえることで心が落ち着き安心し，大切にされていると感じる。

応答：相手が言った事柄や感情をできるだけ的確にとらえ，自分の言葉で要約し返すこと。クライアントは，わかってもらえたという思いが強まるとともに，気持ちや問題点の整理ができる。

応答の会話例
「うなづく」「相槌を打つ」「キーワードで繰り返す」「言い換える（ぴったりする表現に）」
「なるほど」「うんうん」「それで？」「あなたは…と言いたいんですね」
「言い換えれば…ということなんですね」「それは…という気持ちですか？」
「つまり，○○さんは…について…と感じているんですね」

質問：相手を理解しようとする積極的な関心を示すことになり，理解もより的確になる。クライアントの言いたいことをはっきりさせたり，考えの広がりや深まりを引き出せるようになる。

より理解するための質問例
「具体的に言えば？」「その時はどう感じたのですか？」
「もう少しくわしく話してくれませんか？」
問題解決に向かうための質問
「どうなりたいですか？」「どんなことならできそうですか？」
「今まででうまくいったことはありますか？」

要約：こちらの受け取り方や理解が間違っていないかをチェックすること。クライアントは，相手は自分の考えや言いたいことをまとめ，統合することができる

要約の会話例
「今日は…ということについて話しましたね？」
「ここまでのところ…ということで…という思いをお持ちなのですね？」
「今まででは…ということが中心になっていましたね？」

課題2	最近の出来事について，カウンセリングの「傾聴技法」「応答」「質問」「要約」の技法を使いながらロールプレイングしてみよう。

・少し不愉快に感じた出来事
・とても楽しいと感じた出来事
・幸せだと感じた出来事
・少し苦痛に感じた出来事　　など

課題3 ▷ サンプル症例Aを用いてロールプレイングを実施し，カウンセリングの基本姿勢（観察，傾聴，確認，共感）について振り返りシート（用紙3－1）で評価してみよう。

【サンプル症例A】

氏名：Aさん　　年齢：45歳　　職業：自動車販売会社勤務・営業
家族構成：Aさんを含めて5人　妻，子ども3人　　身体情報：身長173cm　体重83.7kg
検査値情報：HbA1c 8.5%　他
食事状況：朝食抜き，昼食は外食（たまに抜き），夕食は自宅（惣菜利用，ビール大1本）
その他：資料2・資料3参照（p.87〜88）

課題3－（1）【観察】の実習

　クライアントのしぐさや様子を見ることで言葉に表せないメッセージが聴こえてくる。

　言語的コミュニケーションと非言語的コミュニケーションの両方に目配りすることがポイントである。言語的コミュニケーションとは，会話のセリフとして具体的な言葉で表されている内容である。非言語的コミュニケーションとは，身体言語（表情，身振り，手振りなど）や声の質（大きさ，トーンなど）のように言葉以外で表現されるレベルのものをいう。

　双方のコミュニケーションの変化や矛盾などに気づくことが話を聞く上で重要な注意点といえる。その際，面談場所に入ってくるところから心を配ることが大切である。こうしたポイントをふまえ，約束時間の守り方，ノックの仕方，声の調子，視線，座り方等について体験し話し合ってみる。

　クライアントの行動の端々から，栄養指導への期待度，健康に対する不安度，行動変容への可能性などをつかんでみよう。

課題3－（2）「傾聴」「確認」「共感」の実習

　傾聴とは，クライアントのすべての言葉を受け入れて肯定的に聴く姿勢をもつことである。
　確認とは，クライアントの言葉を繰り返して（ミラーリング）確認することである。
　共感とは，クライアントの不安や悩みを共に感じるということである。

　これらのことをふまえ，クライアントの言うことを途中で中断，修正（ブロッキング）せずにしっかり聴く。

　また，同じ言葉でも聴いた相手によって捉え方は違うので，自分の聴いた言葉はこれで正しいですか，というメッセージを送りクライアントの様子を観察する。そして，クライアントの不安や悩みを一緒になって考え，寄り添う気持ちをもつ。

・サンプル症例Aの手記　に基づき，サンプル症例A役の人からの話を「傾聴」し，「確認」し，「共感」してみよう。
・確認や共感のない場合と比較して感じたことを話し合ってみよう。

課題3－（3）　カウンセリング技法の振り返り

・課題3－（1），3－（2）のカウンセリング技法を振り返りシート（用紙3－1）で評価してみよう。

2.「オープンクエスチョン」「クローズドクエスチョン」の実習

　カウンセリングの技法において，質問は，閉じられた質問と開かれた質問に分けられる。閉じられた質問はクローズドクエスチョンといい，答えやすさはあるが，話が展開しにくいという面もある。開かれた質問はオープンクエスチョンといい，話が展開しやすいという利点があるが，連発すると問われた側に負担を感じさせることもある。カウンセリングにあたっては，これらのメリット・デメリットを把握したうえで，双方を使い分けながら進める必要がある。

【クローズドクエスチョンとは】

　対象者に「はい」「いいえ」，または「AかBか」のような限られた範囲の回答を得る質問であり，相手の意思を明確にしたい場面では有効である。

【オープンクエスチョンとは】

　制約を設けずに自由に考えてもらう質問であり，対象者から多くの情報を得る時に有効である。口が開き，心も開くことにもつながる技術である。

【オープンクエスチョンの使い方】

　クライアントの情報を引き出すために開いた質問を使用する。その際，できるだけ短時間で多くの情報を得るためにも，6W1Hで始まる質問が有効である。

　　●いつ（When）　　●どこで（Where）　　●誰が（Who）　　●誰に（Whom）
　　●なぜ（Why）　　●何を（What）　　●どのように（How）

オープンクエスチョン例

| 栄養士 | ：朝食を食べられないというのはどうしてですか？ |
| クライアント | ： |

| 栄養士 | ：今日の昼食はどんなものを召し上がりましたか？ |
| クライアント | ： |

| 栄養士 | ：ご自分の病気について，どう思われていますか？ |
| クライアント | ： |

課題4　サンプル症例A役を相手に，以下の事柄についてオープンクエスチョン形式とクローズドクエスチョン形式の両方で聞き取り，その違いを話し合ってみよう。

　（聞き取る事柄）・栄養指導に対して思っていること
　　　　　　　　　・行動変容への取り組みの意思　　など

実習
3

実施3-3　認知行動療法

1．認知行動療法とは

　人間の物事に対する考え方や受け取り方を「認知」，日常のふるまいを「行動」という。認知行動療法ではクライアントがこの「認知」と「行動」の癖に気づき，その結果としてどのような問題につながっているかを理解する。最終的にはセルフコントロール力（自分の感情や行動を制する力）を高め，自分自身で問題に対処できる力を目指す。

2．セルフモニタリングとは

　クライアントの行動変容を支援するプログラムの一つで，「自己監視」ともいう。この手法の特徴はクライアントが自分の行動を具体的，かつ客観的に観察するところにあり「振り返り」と「気づき」が期待できる。記録を通じてクライアントは自分の行動がどれくらいの頻度で，どのような状況で起こるのかを記録し自身で評価を行う。

> 課題5　認知行動療法を実施してみよう（用紙3-2）。まずは事前準備として，用紙の「準備」欄に自身のセルフモニタリングを記入しておく。

課題5-（1）　情報収集

　2人1組になり，セルフモニタリングをもとに，より詳細な情報収集を行う。

課題5-（2）　行動の分析

　クライアントの問題行動や習癖の分析および，クライアントが思い込んでいる「認知の歪み」を探る。

課題5-（3）　認知再構成トレーニング

　認知再構成とは，行動変容の妨げになっているクライアントの考え方や物事の受け止め方を修正しようとすることを指す。否定的な気持ちを生み出す思考の歪みに気づかせ，前向きな思考に置き換えるトレーニング。課題5-（3）では，クライアントの考え方をどのように前向きな思考にさせることができるか話し合ってみる。

【課題5のポイント】

　認知行動療法は，クライアントからの情報収集が重要である。問題行動が発生したときにクライアントがおかれていた状況や，どのようなきっかけで問題行動が発生したか，なぜそのような考えが浮かんだのか，などの情報をできるだけくわしく聞き取る。

【参　　考】

　ヒアリングの際に，例外（問題となる行動が生じなかったもの）についての情報収集にも注目をする。これらの例外には，クライアントの行動変容や問題解決のためのヒントが含まれていることが多い。例えば，気分が落ち込んでいるときにお菓子を食べすぎる傾向にあるクライアントが，「気分が落ち込んでもお菓子を食べなかった」というときには，なぜお菓子を食べずに済んだのかの情報収集を行う。もし「部屋を掃除したらすっきりした」などが聞き取れたのであれば，クライアント自身が問題行動が発生する前に自ら対処ができていると伝える。同時に，気分が落ち込んだらお菓子を食べるというものは「認知の歪み」であると気付かせる。

実施3-4　　動機づけ面接

1．動機づけ面接とは

　クライアントに健康的な食生活の知識だけを伝えても，すぐに行動変容へはつながらない。望ましい食行動の形成や習慣の維持のためには，行動カウンセリングの理論の活用とクライアントへの適切な動機づけが必須となる。

　面接ではクライアントがもつ気持ちや感情の矛盾に着目し，両面性（両価性，アンビバレンス）をもつ複雑な感情を明らかにすることからはじまる。面接により，クライアントの「やりたい」気持ちを引き出し，自らに動機づけをし，行動変容が容易になるよう促す。

　動機づけ面接では，カウンセリングの基礎的技法（実施3－2参照）を用いて，クライアントとラポールを形成し，クライアントの考え方や両面的な気持ちを引き出しながら，クライアントのチェンジトークをとらえて，自ら変わることを選べるように，導いていく。

　チェンジトーク（自己動機づけ発言）：クライアントが行動を変えたいという気持ちを示す発言。

　維持トーク：クライアントが現状を維持したいという気持ちを示す発言。

課題6　動機づけ面接を実施してみよう（用紙3-3）。

課題6-（1）　バランスシートの作成

　サンプル症例A（資料3，p.87）についてバランスシートを作成する。サンプル症例Aの手記（資料4，p.88）よりAさんの気持ちになって，否定的な意見と肯定的な意見を出し合う。これにより，クライアントAさんが持つ思考の両面性を探る（用紙3-3）。

　話し合いのテーマ　例）「現在の食生活を見直す」

課題6-（2）　チェンジトーク・維持トークを見つける

　課題6-（1）の発言から，「チェンジトーク」「維持トーク」にあたるものを見つけよう。

チェンジトーク	準備言語	①変化への願望	「～したい」「～だったらなあ」
		②変化する能力	「～できると思う」「～ならできた」
		③変化の理由	「もし～すれば，こうなるだろう」
		④変化の必要性	「～が必要だと思う」
	実行言語	①宣言，決意	「～します」「～しようと思います」
		②準備	「～する計画です」
		③段階を踏む	「まず，～からやってみます」
維持トーク		①願望	「～を続けたい」
		②能力	「～をやめるのは無理だと思う」
		③理由	「～は，こんなよいところがあるんです」
		④必要性	「～を続ける必要があるんです」

資料　北田雅子・磯村毅：医療スタッフのための動機づけ面接法　逆引きMI学習帳，p.104，医歯薬出版，2016より作成

課題6-（3）　対応について話し合ってみよう

　課題6-（2）のチェンジトークと維持トークに対して，クライアントが新しい食行動を実行に移すために必要な対応方法やよりよい情報提供を話し合ってみる。

【課題6のポイント】

　カウンセラーはクライアントへの動機づけと約束（コミットメント）を強化するようカウンセリングを進める。カウンセリングにより、クライアント自らが自身の問題に気づき、新しい行動変容につなげるために必要な援助方法や有益な情報提供を準備しておくことも必要である。

【参考：動機づけ面接の用語】

○**動機づけ面接法のスピリット（PACE）**

　動機づけ面接は、ミラーとロルニックが提唱した面接法である。課題6-（2）で取り上げた「チェンジトーク」などは、動機づけ面接の一つのスキルで、面接を通して下記の4つのスピリット（態度と心構え）を最も大切なものとして面接を行う。

　　パートナーシップ（協働, Partnership）：クライアントとカウンセラーが2人の対等なパートナーとして協力し、ゴールを目指す態度。

　　受容（Acceptance）：クライアントのありのままの姿を受け入れる態度絶対的価値、正確な共感、自律性の支援、是認。

　　思いやり（Compassion）：クライアントの望みや利益を最優先するという心構え。

　　引き出す（Evocation）：クライアント自身が持っている資質を引き出すという心構え。

○**動機づけ面接の4つのプロセス**

　　関わる（Engaging）：クライアントと信頼関係を築く。

　　フォーカスする（Focusing）：問題となっている内容に話の焦点を当てる。

　　引き出す（Evoking）：クライアントから、変化への気持ちを引き出す。

　　計画する（Planning）：行動変容へ向かって次の行動を計画する。

○**戦略的スキル（OARS,EPE）**

・**傾聴スキル（OARS）**

　　開かれた質問（Asking Open Question）：実施3-2参照。

　　是認（Affirming）：クライアントの強み、能力、意図や努力を認めること

　　聞き返し（Reflective Listening）：クライアントの言葉に含まれる意味を反映させた言葉を返すこと。

　　要約（Summarizing）：クライアントが話した内容について、チェンジトークに関わる内容をまとめて、クライアントに聞き返す。

・**情報提供のスキル（EPE）**

　　引き出す（Elicit）：情報を提供する前に、クライアントが知りたいことを尋ねる。

　　提供する（Provide）：クライアントの状況に合わせて、情報を提供する。

　　引き出す（Elicit）：クライアントの理解度や考えを確認する。

資料　北田雅子・磯村毅：医療スタッフのための動機づけ面接法　逆引きMI学習帳，pp.85〜97，医歯薬出版，2016より作成

実施3-5　コーチング技法の習得

　コーチングは，目標や課題の達成に向けて支援するコミュニケーションのスキルである。対話によって相手の目標達成を図るコーチング技術の中でも，日常的に使える効果的な問題解決のプロセスとして，GROWモデルがあげられる。ここでは，GROWモデル技法を用いた目標設定支援方法を実践する。

【①Goal＝目標を決める】

　クライアント自身がどうしたいのか，どうなりたいのか具体的な目標を，クライアント自身に決めてもらう。管理栄養士・栄養士は，その支援者となることが大切である。

〈目標設定のポイント〉

> S：Specific　具体的であること（×英語の上達　○英検1級取得）
> M：Measurable　測定可能であること（×売り上げをあげる　○1か月で5件の契約）
> A：Achievable　達成可能であるが，努力しなければ叶わないこと
> R：Realictic　現実的であること
> T：Time bound（phased）　期限が明確であること，時間段階的であること

　質問例：「○○について，どうしたいと思っていますか？」
　　　　　「こんな自分になっていたらうれしいというイメージは？」
　　　　　「あなたが満足できる状態はどんな状態ですか？」

【②Reality＝現状を把握する】

　「したいけれどできないこと」など，理想と現実とのギャップを具体的に把握する。

〈現状把握のポイント〉

> ・現状どこまで達成しているかを客観的に確認する
> ・100％中，現在は何％できているのかを数値として聞くのもわかりやすい
> ・過去に行ったことはあるのか，現在取り組んでいるのかなども聞いていく
> ・改めて現状を確認し，何もできていないと感じていたクライアントに，自信がつくこともある

　質問例：「今，一番緊急の問題は何ですか？」「どこが一番難しいのでしょうか？」
　　　　　「以前からそういう状態だったのですか？」

【③Resource＝資源を発見する】

　目標を実現するためのよりよい解答は，クライアント自身の中にある。外側から無理に何かを取り入れるより，クライアント自身の過去の成功体験や知識を使えるように気づかせる。

〈資源発見のポイント〉

> ・人・お金・物・情報・時間・知識・過去の成功例などが挙げられる
> ・リストアップしていき，足りないことではなく，やってきたことやあるものに着目すること

　質問例：「手助けしてくれる人はいますか？」「使えるものはありますか？」
　　　　　「確保されている予算はいくらですか？」「期日はいつまでですか？」
　　　　　「その件について，一番くわしいのは誰でしょうね？」

【④Options＝戦略を立てる】

　目標を達成するためには具体的にどうすればよいか，クライアントが現実に実行できること，やってみようと思うことを優先する。

〈戦略のポイント：できるだけ多くのアイディアを出すこと〉

> ・目標達成に必要な行動とは何かを，正しさや思いこみなどを外し，アイディアを聞く
> ・クライアント自身が制限をかけてしまわないように注意する

　質問例：「例えば…してみるという方法はありませんか？」

　　　　　「どんな方法がありますか？」

　　　　　「これまでに一番うまくいった方法はどういう方法ですか？」

【⑤Will＝意思を確認する】

　計画だけで終わらないように，具体的な日程や時間など実行への架け橋となる事柄で確認する。

〈意思確認のポイント：具体的に計画を立て意思を明確にしていく〉

> ・5W1H「いつ」「どこで」「誰が」「何を」「どれくらい」を軸に具体化する
> ・この行動は，目標と合っているか，本来の目的とズレがないか再確認する
> ・クライアント自身の実現に向けて，報告のリクエストをする

　質問例：「まず，どこから手をつけましょうか？」

　　　　　「…について，いつまでにやりましょうか？」

　　　　　「途中で進捗状況をチェックするのは，いつにしましょうか？」

　栄養教育の目標設定は，クライアントの行動変容のキーポイントである。より実践しやすい，具体的な目標設定のためにも，クライアント主体でGROWモデルに基づいた目標設定に導いていく。

目標項目（例）：運動について	
具体的な行動や状況：Goal	・毎日8000歩以上歩く
Reality	・通勤で2～3分だけは歩いている
	・会社は11階なのでエレベーターを利用している
	・休みの日は疲れて出掛けたくない
Resourse	・学生時代はラグビーで鍛えていた
	・会社に健康相談室がある
	・歩くことを趣味にしている同僚がいる
Options	・会社では1階か2階分だけ階段を使おうかと思う
	・通勤電車は各駅停車なので，ひと駅前で降りて歩いてみようかと思う
	・その同僚に少し話を聞いてみようかと思う
Will	・明日の出勤時から実施する
	・一週間毎に健康相談室に報告に行く
	・昼休みはその同僚と一緒に歩くことにする

> **課題7**　栄養士役・クライアント役に分かれて，コーチング技法を実施してみよう（用紙3-4）。また，振り返りシートで評価してみよう（用紙3-5）

　実際の会話は必ずしもGROWの順番通りには進まない場合もある。話の脱線・話題の移行や重複などの「不測の事態」を無理に軌道修正するのではなく，GROWモデルで明らかにすべき点を常に念頭に置きながら，柔軟な姿勢で耳を傾けよう。

実習4 ▶▶ 行動変容技法

目的　行動変容技法を実施し，それぞれの特徴を理解する。

実施項目　行動変容技法の習得

a. 刺激統制法	g. 目標宣言，行動契約
b. 反応妨害・習慣拮抗法	h. セルフモニタリング
c. 行動置換	i. 自己効力感（セルフエフィカシー）
d. オペラント強化法	j. ストレスマネジメント
e. 認知再構成法	k. ソーシャルスキルトレーニング
f. 意思決定バランス	l. ナッジ

準備　栄養アセスメント資料，実習1～3の課題資料

手順

実習の目的

課題1　行動変容技法の習得　　用紙4-1 a～l

まとめ

実習 4

実施4-1　行動変容技法の習得

1．刺激統制法（用紙4-1a）

　ある行動（反応）を引き起こす刺激を取り除いたり，設定することにより，行動の頻度を減らしたり，増やしたりする。例えば，毎日ジュースを飲む習慣を変えようとしている対象者にとって，「冷蔵庫にいつもジュースがある」という刺激が「ジュースを飲む」行動の引き金になっている場合，「冷蔵庫にジュースを入れておかない（刺激の統制）」状態に変えることによって，「ジュースを飲む（反応）」という行動の頻度を減らすことができる。

2．反応妨害・習慣拮抗法（用紙4-1b）

　刺激によって引き起こされた行動（反応）を妨害する方法。例えば，夜食にスナック菓子を食べる習慣をやめようとしている対象者の場合，衝動的に夜食が食べたくなったときに，すぐに食べずにしばらく我慢をして「食べたい」という衝動を抑える。また「歯を磨く」などスナック菓子を食べることと両立しない行動をすることで，「食べたい」衝動を抑えやすくする。

3．行動置換（用紙4-1c）

　現在の望ましくない行動を別の望ましい行動に置き換えること。例えば，身体活動を増やして減量しようと考えている対象者が，「エスカレーターに乗る」ことを「階段を上る」ことに変えようとする。

4．オペラント強化法　（用紙4-1d）

　ある行動の結果，引き起こされた結果によってその行動を起こす頻度が増えたり，減ったりするというオペラント学習理論を応用した行動変容技法。

・行動の頻度を増やしたい場合

　本人にとって望ましい結果である「正の強化（褒美）」を設定するか，その行動の頻度を減らしている「負の強化」を取り除く。

・行動の頻度を減らしたい場合

　「正の強化」を取り除いたり，「負の強化（罰）」を設定したりする。

　　※単に"褒美をもらう"だけではなく"誰かに褒められる"，"爽快な気持ちになる"，"達成感を得る"など，自分にとって価値を感じられることも「正の強化」となる。

5．認知再構成法（用紙4-1e）

　ものごとの捉え方（認知）は，感情や行動に影響を与えていることがある。例えば目標を達成しようと努力しても達成できない日が続いた場合，"もう自分には無理だ"，"自分は何をやっても失敗するからしかたない"など，ネガティブな気持ちをもつことがある。

　認知再構成法では，不適切な認知のゆがみを見つけ出し，自分の認知を客観的な視点から見直し，適切な認知に修正するようにする。認知のゆがみには，事実をそのまま捉えるのではなく，"たぶんこうなるだろう"という「推論の誤り」が関係している。推論の誤りには，達成度が低いときに，"自

分には達成するのは無理なんだ”と考える「全か無か思考」，１つの目標が達成できなかったときに“他の目標も達成することは無理だろう”と考える「一般化のしすぎ」，根拠もないのに“どうせできないような気がする”と考える「結論の飛躍」などの他にも多くのものがある。このような認知のゆがみを見つけたときに，客観的な事実や根拠に基づいた考えかどうかを考え，事実に基づく適応的な認知に修正していく。

６．意思決定バランス（用紙４−１ｆ）

　ある行動をすればよいことはわかっているが，なかなか実行には至らない場合がある。その行動について，自分がメリットと思っていることを書き出してみる。次に，その行動をしたときに自分がデメリットと思うことを書き出して，メリットの数と比較してみる。なかなかその行動ができないときは，メリットよりもデメリットを強く感じている場合が多い。

７．目標宣言，行動契約（用紙４−１ｇ）

　目標行動を，具体的な行動や頻度を決めて，目標宣言をしてみよう。単に「朝食欠食を減らす」という漠然とした目標ではなく，「１か月後までに，朝食を欠食する日を現在の週３日から週１日に減らす」のように，行動変容の期間，行動の内容や頻度を決めておく。

８．セルフモニタリング（用紙４-１ｈ，実習３実施３-３参照）

　セルフモニタリングでは，行動目標の達成度を自分で観察・記録し，記録した内容を分析することにより，その目標行動が実施しやすい状況や実施しにくい状況を見つけ出す。例えば，「毎日15分多く歩く」という目標を設定し，達成できた日に○印，できなかった日に×をつけてセルフモニタリングを行う。達成できた日は，どのような状況であれば達成できたのか，達成できなかった日はなぜできなかったのかを分析し，達成しやすい状況になるように自分の行動をコントロールする。

９．自己効力感（セルフ・エフィカシー）（用紙４−１ｉ）

　ある行動をどの程度うまくできそうかという認知を，自己効力感という。自己効力感の高い行動ほど実行されやすい。

10．ストレスマネジメント（用紙４−１ｊ）

　ストレスは，身体や食行動にさまざまな影響を及ぼす。ストレスの原因となっているものをストレッサーという。ストレッサーをどのように感じるか（一次的評価）やストレス状況下で，自分が対処できるかどうか（二次的評価）などの認知的な判断でストレス反応が異なる。ストレッサーに対して，対処しようとすることをコーピングという。コーピングには，ストレッサーに対する認知を変える情動焦点コーピングと，ストレッサーに働きかける問題焦点コーピングがある。

11．社会技術訓練法（ソーシャルスキルトレーニング）（用紙４−１ｋ）

　社会的技術（ソーシャルスキル）とは，社会的に対人関係を円滑にできる技術のことである。ソーシャルスキルは表４−１に示したように，相手の非言語的情報などから相手の情報を「受容」できる

スキル，社会的な場面や文脈を理解し，問題解決の見通しを立てる「処理」のスキル，相手に自分のメッセージを円滑に伝える「表現」のスキル，相手との会話でタイミングよく応答し，対人関係を円滑に保つ「バランスのとれた社会的相互作用」のスキルなどがある。

食に関する行動は，社会的な対人関係の影響を受ける場合があり，不適切な社会的行動を行っている場合は，社会的技術を訓練する必要がある。社会的技術訓練では，ロールプレイやモデリングなどを利用して適切な社会的技術を学習する。

表4-1　ソーシャルスキルの構成要素とスキルの例

（A）社会的刺激の受容要素	（C）表現要素
（1）　相手に注意を向ける	（1）　ことばそのものに含まれる要素
（2）　相手から与えられた手がかりを読みとる	a　声の大きさ　b　声の高さ　c　話の速さ
（3）　表情を読みとる	（2）　非言語的行動
（4）　うなずく等の非言語的行動	a　心理的距離のとり方　b　物理的距離のとり方
（B）処理要素	c　相手を見る（視線の向け方）　d　顔の表情
（1）　社会的場面の理解	（3）　自分の考えを正確に表現する
（2）　話の文脈の理解	（4）　話題を変更する
（3）　社会的習慣の理解	（5）　会話を終結させる
（4）　社会的関係の発展を見通す	（D）バランスのとれた社会的相互作用
（5）　自分の考えをまとめる	（1）　応答のタイミングを考える
（6）　不安等，社会的関係を妨害する要因の理解	（2）　相づちを打って応答する
（7）　問題解決の見通しを立てる	（3）　うなずく
	（4）　相手をほめる
	（5）　相手に質問する
	（6）　自分の感情を適切に表現する

資料　坂野雄二：認知行動療法，日本評論社，2005，p.126を一部改変

12. ナ ッ ジ

ナッジとは「ひじでつつく」という意味の行動経済学の概念で，直接「○○をしたほうがよい」と働きかけるのではなく，本人が問題に気づきやすい環境づくりや，きっかけを示すことで，行動変容しやすくする技法である。

（ナッジの例）

・ビュッフェで取りやすい場所に野菜料理を置くと，野菜料理を多く取るように"うながされる"。

・たばこ税を上げることで，禁煙をしようとしている人に禁煙を"うながす"。

课題1 ▷ 行動変容技法を実施してみよう。

実習1～3で実施したアセスメント結果を参考に，行動変容技法を実施してみよう（用紙4-1a～l）。

実習5　個人要因・環境要因のアセスメント

目的　個人要因・環境要因のアセスメントについて理解し，実践する。

実施項目
1) 個人要因・環境要因のアセスメントについて理解する。
2) 実習1および2のデータをもとに，個人面接または集団面接を行う
3) 個人要因・環境要因のアセスメントを実施する。

準備　各種記録用紙，日本人の食事摂取基準（2020年版），栄養価計算ソフトウェア，食事バランスガイド

手順

実習の目的

個人要因・環境要因の
アセスメントについての理解

課題1 ▷

個人要因・環境要因のアセスメントの実施

・実習1および2で行った身体計測，食事内容，食や健康に関する知識・態度，行動分析，身体活動量のデータをもとに面接を行い，アセスメントを行う

用紙5-1

用紙5-2

まとめ

実施5-1　個人要因・環境要因のアセスメント

1．個人要因・環境要因のアセスメントを行う

　効果的な栄養教育を行うためには，個人要因（知識・態度，スキル，行動）はもちろんのこと，環境要因（家庭，組織，地域）のアセスメントを行うことが重要である。個人要因と環境要因を併せてアセスメントを行うことで，対象者の行動変容につながる栄養教育方法が明確になる。

例）ある大学生の野菜摂取量が少ないことがわかった。

効果的な栄養教育を行うためには，野菜摂取量が少ない「要因」を整理することが重要である。

個人要因：野菜摂取に関する知識や態度はどうか（1日の摂取目標量を知っているかなど）。
　　　　　欠食や外食の頻度はどうか　等

環境要因：大学の食堂では，どのような野菜料理が提供されているか，価格設定はどうか　等

2．個人要因・環境要因の関係性が確認できるように全体を整理する

　プリシード・プロシードモデルなど既存の理論モデルを活用すると整理しやすい。

　プリシード・プロシードモデルは，マネジメントサイクルに基づいたヘルスプロモーション活動計画を行う際に広く活用されている。QOL（生活の質）の向上を最終的な目標とし，健康やQOLに関わる要因として「個人要因」はもちろん，「環境」も重要な要因として位置づけている。個人や集団が好ましいライフスタイルを身につけるために必要な健康教育・環境整備を進め，かつ評価していく。

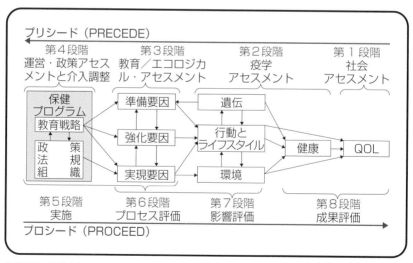

準備要因：行動を起こすために事前に必要なこと。知識や態度，価値観など。
強化要因：起こった行動が継続されるために必要なこと。周囲の人々の行動や態度など。
実現要因：行動を起こす際に必要なこと。健康関連スキルや保健資源の利用可能性など。

図5-1　プリシード・プロシードモデル
出典　Green LW, Kreuter MW, 2005

実施5-2　個人要因・環境要因のアセスメントの実施

課題1　実習1および2のデータをもとに個人面接または集団面接を行い，個人要因・環境要因のアセスメントを実施する。

【① 食事摂取基準を用いて，栄養素等摂取量に関するアセスメントを行う】（用紙5-1，5-2）

↓

【② 食事バランスガイドを用いて，料理に関するアセスメントを行う】

※アセスメントの際は，AもしくはBいずれかの方法を用いる。

A. 食事バランスガイドが自動で計算できる栄養価計算ソフトウェアを用いる。

B. 料理のアセスメントシートを用いる（用紙5-1）。

↓

【③ データをもとに個人面接または集団面接を行う】（用紙5-2）

食生活に関する知識や態度を聞き取ってみよう。

↓

【④ アセスメントの結果について整理する】

実習5

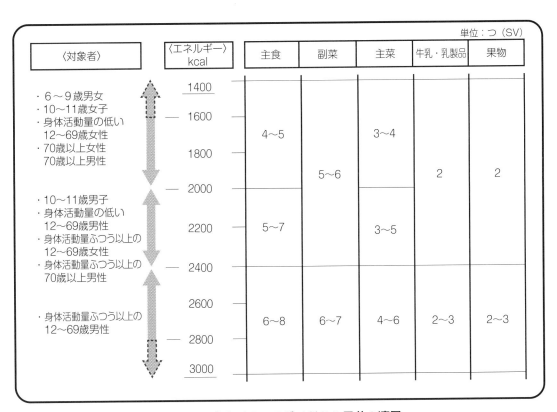

図5-2　食事バランスガイドの1日分の適量

資料　厚生労働省：日本人の食事摂取基準（2010年版）の改定を踏まえた「食事バランスガイド」の変更点について，2010

実習6　優先課題の特定と目標設定

<table>
<tr><td>目的</td><td>1）対象者の課題解決のため，目標設定の意義を理解し，優先課題の特定と行動変容につながる目標設定の方法を習得する。</td></tr>
</table>

<table>
<tr><td>実施項目</td><td>1）目標設定の意義を理解する。
2）栄養教育目標の種類と目標設定で考慮すべき点を理解する。
3）優先課題の特定，目標設定の手順を理解する。</td></tr>
</table>

<table>
<tr><td>準備</td><td>1）個人要因・環境要因のアセスメントシート（実習5用紙5-2）
2）ワークシート（用紙6-1）</td></tr>
</table>

手順

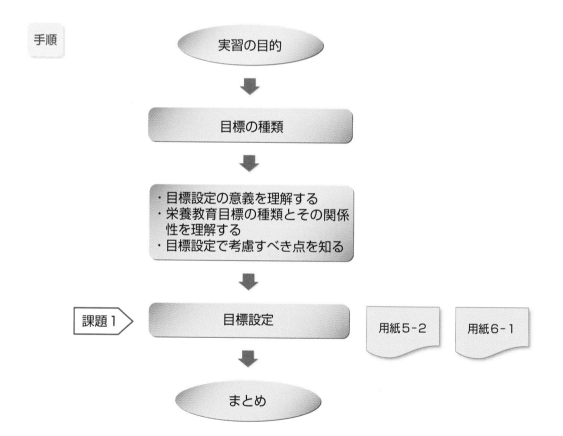

栄養教育目標設定の意義を理解する。

栄養教育目標の種類と目標設定で考慮すべき点を理解する。

1. 目標設定の意義

栄養教育において目標を設定することは，対象者が必要な知識・技術の習得を始めるきっかけになり，行動を改善しようとする意欲が高まり，習慣化できるまでの行動変容につながることが期待できる。目標の設定は，行動変容を促すためにとても重要である。

2. 目標の種類

栄養教育の目標の種類には，最終的な目標を達成するために必要な知識やスキルや態度の向上など，それぞれの観点から設定する目標（実施目標・学習目標・行動目標・環境目標・結果目標）（表6-1）がある。

実習 6

表6-1 最終的な目標を達成するための各観点から設定する目標の種類

目　標	内　　容	目　標　例
実施目標	・栄養教育プログラムの実施に関する目標 ・学習目標，行動目標，環境目標の達成に向けた内容に関する目標	・栄養教育プログラムへの参加率の向上 ・正しい知識を提供する機会をつくる ・主体的に参加できる栄養教育プログラムを作成する
学習目標（知識，スキル，態度）	・行動目標の達成に必要な知識，スキル，態度についての目標 ・健康的な食生活管理に関する知識，態度，スキル形成に向けての目標	・栄養素のはたらきとそれらを多く含む食品の知識をもつ（知識） ・栄養バランスのとれた食事をつくることができる（スキル） ・食事のエネルギー摂取量にみあった運動をしようとする意欲をもつ（態度）
行動目標	・結果目標につながるもので，行動変容を進めていくステップになる目標 ・結果目標と関連のある内容で，達成しやすくするために，具体的に「いつまでに，何を，どれくらい」達成できればよいのかを設定する目標	・朝食は，主食，主菜，副菜をそろえた食事をする ・1日1回果物を食べる ・1日15分，週3回歩く
環境目標	・行動目標の達成に必要な家庭や職場，地域環境などの改善目標 ・行動目標の達成に必要な周囲の人の支援についての目標	・朝食づくりのレシピ提供 ・中食の活用法の紹介 ・食事担当の方への減塩調理法の紹介
結果目標	・栄養教育プログラムの成果に関わる目標 ・健康状態，QOLが改善したかなどについて評価ができる目標 ・具体的に測定できる数値目標	・体重を5kg減少させる ・BMIを25（kg/㎡）未満に減ずる ・ヘモグロビンA1cを0.5%下げる

3. 目標設定の考え方

目標を達成するためには，目標達成のための知識や技術の習得だけではなく，目標に向けて取り組む対象者の意思決定が大切である。現実的，達成可能，行動可能，測定可能な点を考慮した目標を設定することは，対象者の行動変容のための意思決定に役立ち，意欲を高めることにつながる（表6-2）。

表6-2　栄養教育目標の設定で考慮しておきたい目標内容

	内　　容
現実的な目標	・目標が達成すれば，どのような問題解決につながるのかが明確である ・目標は状況の変化に応じて改善できる
達成可能な目標	・対象者が達成できると思えるような目標である 　（努力すれば7〜8割，達成可能である） ・目標達成のために必要な時間，物質的資源がある
行動できる目標	・「いつ，何を，どれだけ」すればよいのか，具体的になっている ・知識，スキル，態度の内容が含まれている
測定可能な目標	・目標が達成できたかどうか評価できる数値が設定されている

実施6-2　目標設定の方法

1．目標設定の方法

目標設定の方法について，以下に示す。

① アセスメントを実施し，対象者の問題となる行動を明らかにする。

② 問題となる行動の要因を分析する。

③ 問題となる行動を解決する方法を検討する（優先課題の特定）。

④ 生活環境，社会環境，行動変容ステージを踏まえて，実施可能な目標を設定する。

2．優先課題の特定

対象者の食生活の問題点から，食行動変容につながる課題を抽出する。

抽出された課題について，改善効果が見込めるものを優先順位の高いものとして順に並べる。

表6-3　問題点解決の優先順位
（①〜④の順で優先順位が高い）

	重要性がより高い	重要性がより低い
変わり やすい	①最優先プログラム	③プログラムの優 先度は低い
変わり にくい	②2番目に優先す るプログラム	④プログラムから 除外

資料　Green LW, Kreuter MW, 2005

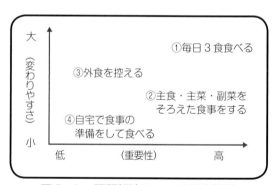

図6-1　課題解決のための優先順位
（1人暮らし男性会社員の例）

資料　日本栄養改善学会監修：栄養教育論 理論と実践，医歯
薬出版2013，p.55（図4-3）を一部改変

課題1　実習5・課題1より問題点を抽出し，優先課題を特定する（用紙6-1）。

3．目標設定の具体的な方法

　栄養教育プログラムを実施するにあたり，まず，①実施目標を設定する。次に，②最終的に達成させたい結果目標を設定し，③結果目標の達成につながる行動目標を設定し，④行動目標の達成につなげるために必要な学習目標，環境目標を設定する（図6-2）。対象者にとって達成しやすい目標になっているか，実行可能な行動目標になっているか，測定可能な目標になっているかなどを確認する。

目標設定の手順	（例）対象者45歳男性
栄養教育プログラムの実施目標を設定する	主体的に参加できる栄養教育プログラムを作成する
アセスメント結果から問題点の抽出を行い，優先課題を抽出する	メタボリックシンドロームのリスクの低減
結果目標を設定する（栄養教育の結果がみられる目標）	1年後の健診では，BMI25（kg/㎡）未満に減ずる
結果目標の達成につながる目標を設定する	・身体のエネルギー収支バランスを調整する ・半年後までに，体重を3kg減少させる
結果目標の達成につながる行動目標を設定する	・夕食のご飯は茶碗1杯までにする ・アルコールは1日缶ビール（350mL）1缶までにする ・1週間に3回は20分のウォーキングを行う
行動目標の達成につながる学習目標・環境目標を設定する	・1食あたりの食事量がわかる（知識） ・簡単な運動方法を習得する（スキル） ・低エネルギーの食事を選ぶようにする（知識） ・ビールは冷蔵庫に1日1本しか冷やさない（環境目標）

図6-2　目標設定の手順

4．行動目標の設定に関する注意点

・行動に対する準備性を考慮した目標にする（行動置換や刺激統制，マネジメント強化を用いた目標）。
・実行できそうな行動を選ぶ（①本人が「やってみよう」と思う行動，②がんばれば7～8割は実行できそうな行動，③試してみて不都合がない行動）。
・目標は明確に記述する。
　目標に数値を入れることで，実施できたかできていないか，評価できる目標にする。
　「いつ・どのように・どのくらい」と具体的にした目標にする。

抽象的な目標例	⇒	具体的な目標例
食事はバランスよく食べる	⇒	毎食，主食・主菜・副菜をそろえて食べる
野菜をたくさん食べる	⇒	夕食に小鉢1品の野菜料理を追加する
今よりも余計に歩く	⇒	毎日8,500歩の活動量を満たす

実習7 ▶▶ 栄養教育計画の立案

目的
1）アセスメント内容から学習者を決定する方法を理解する。
2）学習者を行動変容に導く栄養教育計画の作成方法を理解する。

実施項目
1）学習者の決定
2）栄養教育計画の作成
3）栄養教育実施者の決定

準備
1）栄養アセスメントデータ
2）用紙7-1～7-5（別冊）
3）参考資料（国の制度に関する資料・ガイドライン，国民健康・栄養調査の結果，健康日本21（第2次）の指標，教材，研修会資料，論文・学会などで報告された新しい知見など）

手順

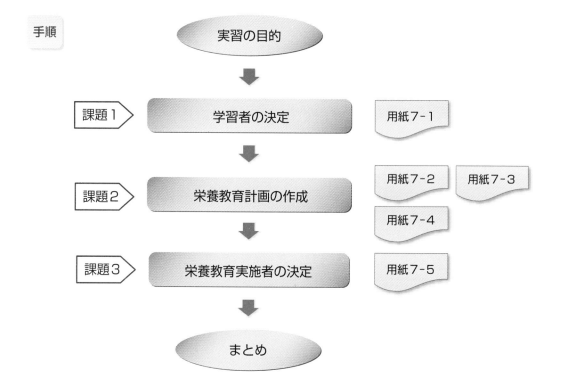

実施7-1　学習者の決定

　栄養教育の対象者は，日常生活が自立している場合は本人を対象として行うが，自立していない場合は，調理担当者である家族や同居者など対象者の食生活の決定者もともに学習することが望ましい。

　幼児・児童・生徒等，生活を本人の意思で変えることができない場合は，親や保育者が主な学習者である。また，障害や病態によっては介護者が学習者となる。

| 課題1 | 次の例での栄養教育の学習者となりうる人をあげてみよう。また，その理由をグループワークで話し合い，教育効果が高くなる学習者について，グループディスカッションを行おう（用紙7-1）。 |

①　幼稚園の園児を対象とした「すき・きらい調査」を行ったところ，野菜がきらいな園児が25％であった。

②　ある小学校では，魚がきらいな生徒が15％であった。

③　ある高校の女子は60％が間食を食べ，ダイエットを目的に食事制限している。

④　一人暮らしの大学生の30％が，夕食を22時以降に食べていた。

⑤　ある企業の男性社員の40％が，好きなものを好きなだけ食べている。

⑥　「一人暮らしの74歳男性」は麺類と菓子類を好む。そのため，息子家族は麺類と菓子類を選び届けている。

実施7-2　栄養教育計画の作成

　学習者の栄養アセスメントから実態把握をし，学習者の行動変容が継続できるようなテーマを選んで，栄養教育計画（全体計画）を作成する。対象者が学習目標を達成できる教育内容，日々の生活に取り入れて実践できるような具体的な方法や技術を身につけられる教育内容，実施する時間，使用する教材，費用などを考えて栄養教育計画を作成する。

　栄養教育計画に従って，個々の栄養教育プログラムを作成する。

　栄養教育計画および栄養教育プログラムの作成時には，あらかじめ評価指標と評価デザイン（表7-1）を決めておく。評価指標はできるだけ数値化して比較がしやすいものにする。

実習7

表7-1 評価デザイン（参考）

評価デザイン	内　　容
実験デザイン	学習者を無作為抽出で，介入群と対照群に分けて栄養教育（介入）を行い，教育効果を比較する方法。最も信頼性と妥当性が高いとされている。
（平行法）	栄養教育を，介入群のみに行う方法。 　例）くじで栄養教育受講グループ（介入群）を決め，そのグループにのみ，野菜の摂取量を増やすことの重要性を説明する。
（交差法）	介入群に栄養教育（介入）後，時間をおいた後，介入群と対照群を交代して対照群にも栄養教育を行う方法。 　例）上記で野菜の摂取量を増やすことの重要性を説明しなかったグループ（対照群）にも栄養教育を実施する。
準実験デザイン	学習者を無作為抽出せずに，介入群と対照群に分けて栄養教育（介入）を行い，教育効果を比較する方法。教育効果は選択バイアスを考慮に入れて評価を行う。 　例）栄養教育に参加したい人だけを集め（介入群），野菜の摂取量を増やすことの重要性を説明し，参加しなかったグループ（対照群）と摂取量の変化を比較する。
前後比較デザイン	対照群を設定せずに，学習者全員に栄養教育を行い，栄養教育の前後で教育効果を比較する。対照群がないため，実験デザインなどに比べて妥当性は低いが，全員に同じ教育を行いたい場合などに用いる。 　例）全員に野菜の摂取量を増やすことの重要性を栄養教育し，栄養教育前後の野菜の摂取量を比較する。
ケーススタディ	1人〜数人を栄養教育の学習者とし，教育効果を個人の特徴を考慮して詳細に評価する方法。 　例）1人の学習者に対して栄養教育を行い，その学習者に注目して食行動などを観察し，どのように変化していったかを評価する。

【集団栄養教育計画の例】

　ある大学で実施した食事調査アンケートでは，40％の学生が野菜の摂取量が1日200 g以下であることから，次の栄養教育計画（図7-1）および栄養教育プログラムを作成した（表7-2）。

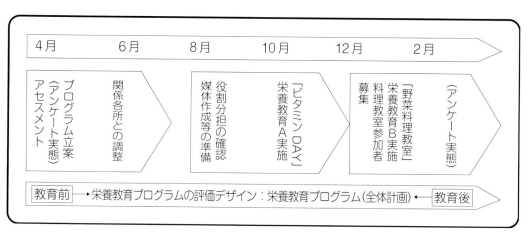

図7-1 栄養教育計画（全体計画）例

表7-2　栄養教育プログラム

テーマ	元気な学生生活はビタミンパワーから！
栄養教育プログラムの目的	野菜を目標量摂取することが健康な学生生活を送るための秘訣であることを周知し，食生活の改善をめざす。
結果目標 (評価指標)	日常的な野菜の摂取量を増やす学生が増える。 (評価指標：栄養教育前後の野菜の摂取量を比較する)
行動目標 (評価指標)	毎食一品は野菜料理を食べる学生が増える。 (評価指標：栄養教育前後で食行動調査を行う)
学習目標 (評価指標)	簡単で手軽な野菜料理の作り方に興味をもち，野菜のおいしさに気づく学生が増える。 (評価指標：栄養教育前後で野菜についての知識や意識を調べる)
環境目標 (評価指標)	学生食堂に野菜摂取量増加メニューを提供してもらい，学生食堂内で栄養教育イベントが実施できるように支援体制を整える。 (評価指標：野菜料理のメニューが増えたかどうかを調べる)
対象（誰に）	大学生
実施時間	11時から13時
実施場所	学生食堂
実施者	管理栄養士・栄養士養成課程の学生
具体的な内容	イベント実施日を，ビタミンDAYと称して，イベント宣伝のちらしを配布し，学生食堂内に野菜のフードモデルの設置や野菜摂取量増加啓蒙ポスターを掲示する。また，お勧めメニューのPOP，野菜の効能栄養卓上メモを配置し，ビタミンアドバイザーの名札を付けた実施者が野菜摂取量・自覚症状チェック診断用紙の配布と相談コーナーでの栄養教育を実施後，栄養教育教材を配布する。 (ベースライン調査) 栄養教育プログラム前に，学生食堂に来た学生にアンケート調査を行い，知識や態度，どのメニューを選んでいるか，どのようなメニューがあればよいと思っているかなどの調査を行っておく。
展開方法	学食を利用して，昼食で目標量の半分のメニュー選択の方法を習得する。 朝食や夕食で簡単な野菜料理メニューを調理できるようになる。
必要な物品 (備品，教材など)	ちらし，フードモデル，ポスター，リーフレット，POP，机，いす，ネームホルダー等
予算	10,000円（フードモデルを除く）
その他 (具体的に)	

実習
7

表7-3　栄養教育のシナリオ作成（記入例）

時間	活動の ポイント	活動内容（流れ・展開・セリフ）	準備する物品 （教材）	役割分担
11：00	導入	POP，ポスターの掲示，フードモデル，栄養卓上メモの設置，相談コーナーの設営をする。 各担当コーナーで準備をする。 学生食堂入り口で，イベント実施のちらしと野菜摂取量・自覚症状チェック診断用紙を配布し，野菜摂取増加お勧めメニューの選択を意識づける。 昼食後	POP，ポスター，フードモデル，栄養卓上メモ，診断シート	設営担当 ちらし・診断用紙の配布
	展開	相談コーナーでの栄養教育 ・1日350gの野菜量をフードモデルの展示で意識づける。 ・診断チェックから対象者の実態把握をしてもらう。 ・ビタミンや食物繊維の効能から，野菜摂取量を増やすことのメリットを説明。 ・簡単お勧めレシピや野菜摂取量増加の行動変容促進リーフレットを配布する。 イベントの企画評価ミーティングを実施し，次回のイベント内容について討議する。	机，いす，フードモデル 料理レシピ，行動変容リーフレット	呼び込み担当 説明員 相談員
13：00	まとめ			

課題2　図7-1を参考に，課題1の③の対象者（自分を対象者にしてもよい）に対して1年間の栄養教育計画（全体計画）を作成しよう（用紙7-2a・b）。また，全体計画から，栄養教育計画案を一つ選んで，栄養教育プログラムを作成しよう（用紙7-3・7-4）。

実施7-3　栄養教育実施者の決定

　栄養教育を実施する際には，対象者にとってわかりやすく，取り入れやすい内容となる計画を考える。スムーズな実施につなげるため，実施する場所によって異なる他職種との連携をとり，相談・協力してもらう必要がある。課題の例について連携が必要となる職種について考える。

課題3　次の例での栄養教育を実施する際の連携が必要な職種をあげてみよう。また，その理由をグループワークで話し合い，どのように連携をすすめるかについて，グループディスカッションを行おう（用紙7-5）。

　① 小学校でおやつの選び方について授業する。
　② 病院で糖尿病教室を実施する。
　③ 地域に居住する高齢者にたんぱく質の摂り方について講習会を実施する。
　④ 中学校で栄養バランスについて授業する。
　⑤ 高齢者福祉施設で咀嚼についての教室を実施する。

表7-5　連携する職種の例

医師	理学療法士	学校医
保健師	公認心理士	担任教員
看護師	介護福祉士	教員
薬剤師	介護支援専門員	養護教諭
言語聴覚士	歯科衛生士	

実習
7

実習8 ▷▷ 栄養教育教材の選択と作成

目的
1）栄養教育の教材の種類と特徴を理解する。
2）対象者の特性に合わせ，栄養教育の効果を上げるための教材の選択方法を習得する。
3）指導対象者の意欲を高め，行動変容につながるような教材の作成方法を習得する。
4）教材に合わせた学習形態の選択方法を習得する。

実施項目
1）栄養教育教材の選択
2）作成案および教材の作成
3）学習形態の選択

準備
1）必要な材料・器具の準備（画用紙，絵の具，画材ソフト，パソコン，OHC，プリンター，スクリーン等）
2）栄養アセスメントのデータ，指導計画案，図書，インターネット検索資料等

手順

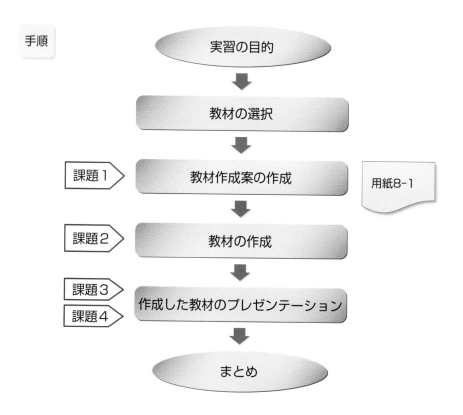

実施8-1　栄養教育教材の選択

　栄養教育教材の選択にあたっては，まず，①栄養教育教材の種類と特徴を理解する必要がある。その上で，②対象の特性に合わせた教材を，教育内容，教育方法，使用場所によって選別し，選択する。

表8-1　栄養教育の教材の種類と特徴

分類	教材の種類	特徴	対象者の特性			使用場所・目的等
			集団	個人	ライフステージ	
視覚に訴えるもの	ポスター パネル	多くの人が集まる場所に掲示して，ひと目で人々の興味関心を引く	○	×	小学生〜成人	学校，講演会場，公共施設，事業所，福祉施設等
	パンフレット リーフレット	栄養指導，教育後に読み返すことができる	○	○	小学生〜成人	講義，栄養相談
	栄養一口メモ	食卓の上に置く教材。喫食しながら食品や栄養の知識を伝える	○	○	小学生〜成人	学校や事業所，福祉施設の食堂等
	OHC・OHP	資料を明るい部屋で見ることができる。その場で加筆することができる	○	×	小学生〜成人	学校教育，講義，講演
	スライド	講義・講演内容に合わせて視覚的情報を同時に伝えることができる	○	×	小学生〜成人	学校教育，講義，講演
	アプリ	個人の特性に合わせた行動変容を支援できる	×	○	小学生〜成人	スマートフォン・PCが使用できる場所
	食品模型，料理カード，標本，実物	食品の摂取量や目安量を分かりやすく説明できる	○	○		栄養相談，デモンストレーション，講義
視聴覚に訴えるもの	紙芝居，ペープサート，人形劇，パネルシアター，エプロンシアター，食育カルタ	食の楽しさ，大切さを物語でわかりやすく楽しく伝えることができる	○	○	乳幼児〜小学生	保育所・幼稚園・認定こども園・小学校
	テレビ，ビデオ，映画，ネット映像	準備が簡便で，集団に一斉に教育ができる	○	○	乳幼児〜成人	講演会場・教室・自宅
五感に訴える	調理実習・料理実演	調理をすることで，日常の食事作りや味覚面での指導ができる。	○	△	学童期〜成人	講演会場・公民館・学校等

実施8-2　作成案と教材の作成

課題1
①　実習7・課題2で作った指導案を参考に，対象者，指導目的，指導場所，指導内容を記載した栄養教育教材作成案を作成する（用紙8-1）。
②　作成案に沿って，下書きの必要な教材は下書きをする。

課題2
①　対象者の特性に合わせた教材を，作成案に沿って作成する。
　　・表現方法はライフステージに合っているか？
　　・全体の情報量は適切な量であるか？
　　・文字の大きさ，レイアウト，イラスト等，注意を引きつけ，関心を持って見てもらえるような内容になっているか？
②　作成した教材が対象者の行動変容を高める教材になっているかを教員に評価を受けて，修正が必要であるならば修正をする。

例）行動変容ステージモデルの準備期にある野菜の摂取不足の課題を抱える方を対象にして，厚生労働省の「e-ヘルスネット」や「スマートライフプロジェクト」などの情報を参考に，野菜不足解消を改善するリーフレットをPowerPointで作ってみよう！

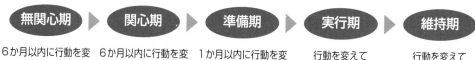

図8-1　使用する媒体例①

出典　厚生労働省：e-ヘルスネット（https://www.e-healthnet.mhlw.go.jp/information/exercise/s-07-001.html）

野菜不足は，あとトマト半分。
　　じつは日本人はけっこう野菜を食べています。すでに毎日約280gの野菜を食べています。しかし生活習慣病予防の観点からは350gが推奨量。ですからあと70gだけ足りないというワケです。トマトなら半分。野菜炒めなら半皿分。むずかしい量ではありません。野菜メニューも充実している夕食ではなく朝食や昼食でプラスするのがコツです。

温野菜なら，不足70gも食べやすい。
　　生活習慣病予防の観点から，われわれ日本人はあと70gほど野菜の摂取量が足りません。わずか小皿ひとつ分ですが，そこでちょっとしたコツとして生野菜ではなく温野菜だと食べやすくなるということを覚えてください。スープでも煮物でも。忙しいときはレンジチンで。野菜そのものの味や食感も変化するので食事自体が豊かになるところがおすすめです。

図8-2　使用する媒体例②

出典　厚生労働省：健康寿命をのばそう！Smart Life project（https://www.smartlife.mhlw.go.jp/about/）

【対象者の行動変容につながるメッセージ】

WHO → ターゲットを絞る

WHAT → メッセージを絞る ⎫
⎬ ⟹ 具体的に，身近な目標を前向きに
HOW → 印象に残る方法で伝える ⎭

　時期：生活習慣を改善するには，メッセージを発信するタイミングが重要

　　　　　例）夏野菜がおいしくなる時期に野菜を食べよう

　場所：だれが見る場所か

　　　　　例）スーパーの野菜売場に「1日350gの野菜で生活習慣病予防を」

　機会：よりピンポイントの機会にターゲットを狙う

　　　　興味がある人が集まる場所にメッセージを出す

　　　　　例）料理コンテスト会場に「野菜摂取量」のメッセージを出す

【教材作成において留意するポイント】

・ポジティブメッセージを発する

　できていないことではなく，できていることに意識を向ける。

・上から教えるという目線にならない

　受け手と同じ目線で，わかりやすく語りかける。考え方を変えていくには，「アプローチする態度」が重要。

・具体的なイメージを伝える

　理屈だけで説得しようとすると，行動変容は起きない。例えば「野菜350gはどれくらいの量なのか」など，具体的に示すことが有効。

・できれば「気づき」を与える

　自ら気づいたことは，やってみようと思うものである。そのために，気づきを与えられるようなヒントをいかに伝えるかを考える。

・ハードルは低めに設定する

　今すぐにでもできそうな行動を勧める。そのために，明日から，さらにいえば今日からでもできそうと思えるメッセージを。

実習
8

実施8-3　学習形態の選択

　栄養教育プログラムの目標設定に沿って，学習者の特性や理解度に合わせた学習形態を選択し，学習の理解がより深まるような効果的な教育方法を用いて実施する。集団を対象とした栄養教育は，栄養教育プログラムの目標設定に沿って，集団の学習者の特性や理解度に合わせた学習形態を選択し，学習の理解がより深まるように効果的な教育方法を用いて実施する。

　栄養教育の実施にあたっては，実施前に予算，募集方法，講師への依頼，打ち合わせ，会場の設営，備品や印刷物の準備等，スムーズに教育が行えるよう，入念な準備をしておく。

表8-2　学習形態・学習方法の種類とその効果

教育形態	学習形態	学習方法	達成をめざす目標		
			知識	技術	態度
個別教育	個別学習	自己学習法			
		書籍による学習	◎	△	△
		視聴覚教材による学習	△	◎	
		通信教育・E-ラーニング	○	△	○
		プログラム学習	◎	△	
		インターネットのウェブサイトの活用	△		
		個別栄養相談・栄養カウンセリング	◎	○	◎
集団教育	一斉学習	講義法	◎	△	△
		討議法			
		レクチャーフォーラム	◎	△	△
		ディベートフォーラム	△		○
		シンポジウム	○	△	△
		パネルディスカッション	○	△	◎
	グループ学習	討議法			
		バズセッション			△
		6―6式討議法			△
		ブレインストーミング			△
		ラウンドテーブルディスカッション	△	△	○
		体験学習法			
		ロールプレイ		△	○
		実演	△	○	△
		実験・実習	△	◎	○
	混合型学習	参加体験型学習法			
		ワークショップ	◎	△	○

出典　下田妙子編著：Nブックス栄養教育論，建帛社，2013，p.108を一部改変

課題3 > 栄養教育教材を使ってプレゼンテーションしてみよう。

① 栄養教育プログラムの目的や内容に沿って，栄養教育実施者を決定する。管理栄養士・栄養士が単独で実施するのか，関連する組織や従事者と相互に連携し，共同で実施するのかを決定する。

② 実施8-2を参考に，PowerPointを使って作成した教材をプレゼンテーションする。

③ 今回作成した教材が，対象者の行動変容を高める効果があると予測されるか。クラスメートと相互評価を行い，意見交換をする。

④ 教員の評価コメントを聞く。

課題4 > 実習7・課題1-③の問題を抱える対象者（ある高校の女子は60%が間食を食べ，ダイエットを目的に食事制限している）が行動変容を引き起こすための栄養教育の方法について，バズセッション討議方法で討議をして発表してみよう。

① 6〜7名程度のグループを作る。

② 全体司会者を1名，全体記録者1名，各グループで司会者，記録者を各1名選出する。

③ 司会者の進行のもとに，与えられた時間内で，自由に討議する。記録者は記録をする。

④ 各グループの司会者は，記録をもとに討議結果を発表する。全体記録者は，各班の意見をホワイトボードや黒板に書き出す。

⑤ 全体者司会者が各グループの意見をまとめる。

実習9 ▶ 実施に向けてのトレーニング

目的
1）栄養教育実施者に求められるスキルを理解する。
2）栄養教育に必要なコミュニケーション技術を培う。
3）栄養教育に必要なプレゼンテーション技術を培う。

実施項目
1）栄養教育実施者に求められるスキル
2）栄養教育に必要なコミュニケーション技術のトレーニング
3）栄養教育に必要なプレゼンテーション技術のトレーニング
4）発表者を客観的に観察し，記録する。

準備
各種記録用紙，ストップウォッチ，パソコン，プレゼンテーション用ソフト
スクリーン，プロジェクター

手順

実習の目的

⬇

栄養教育実施者の決定

⬇

課題1 ▷ コミュニケーション技術のトレーニング

⬇

課題2 ▷ プレゼンテーションの技術のトレーニング
プレゼンテーション計画案の作成　　用紙9-1

⬇

課題3 ▷ 経過評価　　用紙9-2　用紙9-3

⬇

まとめ

実施9-1　栄養教育実施者に求められるスキル

1．栄養教育実践のために管理栄養士・栄養士に求められる主なスキル

　管理栄養士・栄養士は，対象者の様々な問題を解決するために，日々更新される多くの情報の中から栄養教育に必要なエビデンスのある情報を入手し，対象者に正確に伝え，理解してもらう必要がある。日頃から栄養と健康に関する関連研修会や関連学会で知識を習得し，自己研鑽するだけではなく，対象者の行動変容につながるよう，伝える技術のトレーニングも必要である。

表9-1　栄養士・管理栄養士に求められる主なスキル

コミュニケーションスキル	共同メンバーや対象者と良好な意思疎通を図り，理解を深めて信頼関係を築き，栄養教育を効果的に実践する能力
ネゴシエーションスキル	栄養教育を円滑に進めるための地域や組織内外の関連者との交渉能力
コーディネートスキル	共同メンバー内での情報交換や意見を調整し，理解と協力を得る能力
リーダーシップスキル	連携者をまとめて，栄養教育を推進していく能力
プレゼンテーションスキル	教育内容をわかりやすく伝達し，理解させる能力
ファシリテータースキル	地域や組織での栄養教育活動が円滑に行われるように，中立的な立場から支援を行い，問題解決に取り組めるように，メンバーの考えを引き出す能力
カウンセリングスキル　コーチングスキル	対象者への共感的理解から，信頼関係を築き，対象者自らが行動変容を引き起こすように教え，導く能力
ヘルスリテラシースキル	情報の中から必要なものを探し出してエビデンスに基づいて取捨選択し，対象者の意思決定や課題解決のための材料として活用する能力

実習
9

実施9-2 コミュニケーション技術のトレーニング

1．行動変容に導くためのコミュニケーション

栄養教育では，食行動への変容に導くために，対象者を尊重しながら良好なコミュニケーションを取り，対象者自らの意思で行動変容に導くことが重要である。そのためには，対象者の関心レベルに合わせたサポートが必要である（参考・厚生労働省：コミュニケーションの手引き）。

2．コミュニケーションの種類

コミュニケーションの種類は，①言語的コミュニケーション（言葉，文字など），②非言語的コミュニケーション（身振り，姿勢，表情，視線，服装や髪型，声のトーンや声質）に大別できる。

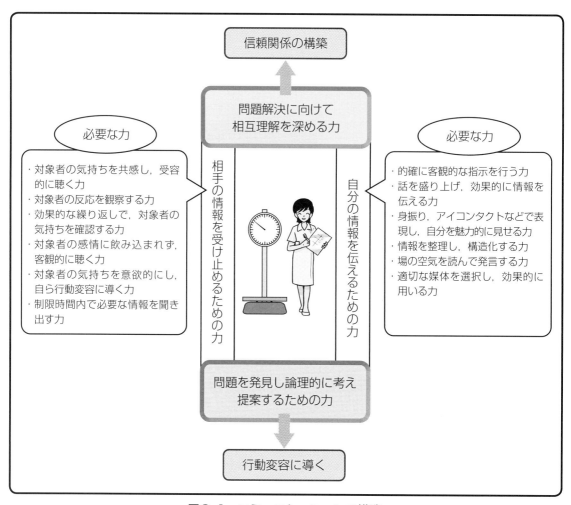

図9-1 コミュニケーションの構造

表9-2　六つの態度とコミュニケーション

コミュニケーションが閉ざされる応答	逃避的態度：話し手は，自分の話から逃げている。わかろうとしてくれないと感じる
	評価的態度：話し手は，これ以上話してはいけないという気持ちになる
コミュニケーションが継続する応答	解釈的態度：話し手は，一方的な理解のしかたをされていると感じるときもある
	調査的態度：話し手は，追いつめられていく気分になる場合もある
コミュニケーションが進展する応答	支持的態度：話し手は，話しやすいと感じており，自分からも会話を進展させようとする
	理解的態度：話し手は，自分の気持ちをよくわかってもらえると感じ，自分が抱えている問題にも立ち向かっていける

出典　石井均編著：栄養士のためのカウンセリング論，建帛社，2002，p.39

課題1　図9-1における「自分の情報を伝えるための力」を参考に，実習8・課題1の①〜⑥のケースから選択し，対象者を行動変容に導くにはどのような栄養教育が効果的であるかというテーマで，1分間（または3分間）スピーチを行ってみよう。

① 　1分間（または3分）スピーチを行う。

② 　聞き手は，話し手が何を一番伝えたかったかを記録する。

③ 　話し手は，聞き手の受け取った内容を分析し，伝えたかったことが正しく伝わっているか，誤った内容が書いてあったときは，その理由を考えて評価する。

実施9-3　プレゼンテーション技術のトレーニング

　プレゼンテーションは，管理栄養士・栄養士が，伝えたいことをいかにわかりやすく伝え，対象者の興味・関心を引きつけて意識を変化させ，行動変容に結びつけるかが重要である。次の項目は，プレゼンテーションには，不可欠な三要素である。

・熱意（伝えようとする気持ち）

・内容（伝えたいこと）

・技術（伝える工夫）

　プレゼンテーションに向けて，図9-2のような流れで準備する。

　プレゼンテーションの実施にあたっては，表9-3の内容に留意する。

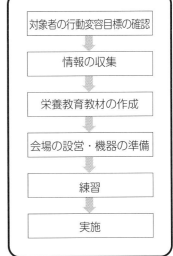

図9-2　プレゼンテーション実施までの流れ

表9-3 プレゼンテーションの際の留意点

開始時の留意点	・学習者の目を見て，明瞭に挨拶し，開始を告げる。 ・開始時が，「好感」や「信頼」を得られるかの大事なポイントになる。 ・笑顔を忘れず，服装は清潔かつ清楚にする。
進め方，話し方の基本	・学習の目的を明らかにし，これから何を話すのかを要約して概要を話す。展開がわかるように，印刷媒体を準備しておく。 ・原稿に頼りすぎないようにする。事前にリハーサルを行っておく。 ・重要なポイントは繰り返す。 ・具体例，実例，事例を挙げて相手を納得へ導く。 ・ユーモアを入れて，飽きさせない工夫をする。 ・途中，あるいは最後に質問をしたり，質問を受けたりする。 ・最後にもう一度，自分の言いたいポイントを繰り返し，締めくくる。
聞き手への配慮と工夫	・聞き手に合った話し方をする。 ・声量，声の調子，高低，音色等に気をつけ，全員に聞こえるようゆっくり明瞭に話す。特に板書のとき，要注意。マイクを事前に調節しておく。 ・聞き手の表情を観察しながら不快感がないか気を配る（説明が長すぎる，自慢が多いなど）。 ・態度，姿勢，身ぶり，手ぶり，顔つき，外見，視線，服装など言葉以外，つまり非言語的コミュニケーションの果たす役割が大きいことを意識しておく。 ・適切な媒体を事前に準備し，効果的に用いる。
媒体の効果的な活用	・視覚効果をうまく利用する（プロジェクター，パワーポイント，OHP，DVD，テレビ，黒板など）。 ・媒体は一つでなく，多くならない程度に，いくつか組み合わせる。 ・会場に合った大きさのものを準備する。 ・文字媒体は，文字の大きさ，字体，レイアウト，色彩にも留意する。 ・データはグラフや表を用い，その特性が正確にわかりやすく伝わるように示す。

出典 逸見幾代，佐藤香苗編著：改訂マスター栄養教育論，建帛社，2015，p.80

課題2 プレゼンテーションを実施する。

　プレゼンテーション計画（用紙9-1）を作成し，実習8で作成したリーフレットを使ってプレゼンテーションする。

課題3 プレゼンテーションを評価する。

　プレゼンテーションの振り返りシート，観察シート（用紙9-2，9-3）を用いて経過評価を行い，グループで意見交換をする。

実習10 　栄養教育プログラムの実施

目的
1) 栄養教育プログラムに沿ってモニタリングの実施方法を理解する。
2) 栄養教育プログラム実施時の記録と報告方法を理解する。

実施項目
1) 栄養教育プログラムのモニタリングの実施
2) 栄養教育プログラム実施時の記録と報告

準備
栄養アセスメント資料（実習1），栄養教育の目標設定の課題資料（実習6），栄養教育計画の立案（実習7）の課題資料，机，椅子，ストップウォッチ

手順

```
        実習の目的
          ↓
栄養教育プログラムのモニタリングの実施
          ↓
課題1  栄養教育プログラムの記録と報告の実施
          ↓
        まとめ
```

実習10

実施10-1 ## 栄養教育プログラムのモニタリングの実施

　栄養教育マネジメントの実施過程では，栄養教育プログラムで作成した目標が達成されるためにプログラムが順調に計画通りに実施できているかを定期的にモニタリング（調査・評価）することで，効率的に目標達成に向かうことができる。実施できていない場合は，栄養教育プログラムに改善すべき問題点があり，目標設定の見直しや計画の修正を実施することが必要である（実習11参照）。

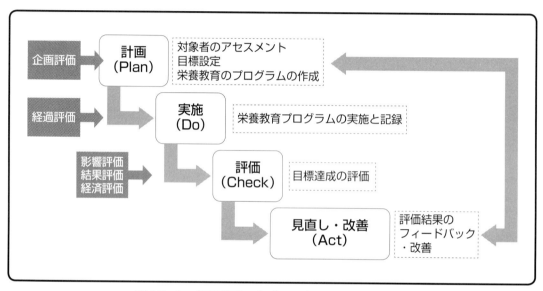

図10-1　栄養教育マネジメント PDCA サイクル

実施10-2 ## 栄養教育プログラム実施時の記録と報告

　栄養教育のプログラムごとに，栄養教育を実施した内容を問題志向型システム（POS：Problem Oriented System）に基づき，経過記録の記載方法であるSOAP形式で記録をしておくと，他のスタッフとの情報共有を図りやすく，プログラムの進捗状況も把握しやすい。記録は，関連するスタッフや所属機関の上司への報告としても使用する。

表10-1　SOAPの記録内容

S（subject data）	主観的情報	対象者の主訴，面接で得た情報。アンケートで得られた情報などの記録。
O（objective data）	客観的情報	食事調査の結果，臨床データ・診査データなどの記録。
A（assessment）	評価	解決すべき健康問題との関連を評価した結果の記録。
P（plan） 　　　Mx 　　　Rx 　　　Ex	栄養管理計画 モニタリング計画 栄養治療計画 栄養教育計画	具体的な行動目標の計画と次回までの行動目標を記録する。具体的な数値目標も記載するとよい。

作成日　平成　　年　　月　　日

栄養管理事例報告（学校栄養分野：個別指導）

所属栄養士会：	都・道・府・(県)	事例番号：1
会 員 番 号：△△−△△△△		事例報告：(新規提出) 再提出・
勤 務 施 設 名：○○○○○○○○○○○○○		症例介入：(主担当者) 副担当者・
提 出 者 氏 名：○○○○		介入期間：　年　月　日〜　　年　月　日

対象者（患者）情報
　　　学年　性別
身長　　　cm, 体重　　　kg, 肥満度　　　%, 腹囲　　　cm
学校での身体活動状況など

等を記入

介入に至るまでの経過

　学校栄養実務者研修会「個別指導」の「子どもの食事指導・支援プログラム」を用いて肥満傾向のある児童を抽出し，生活アンケートを実施して，その調査結果を集計した。
　校内組織である個別相談指導委員会にて，個別指導を行う必要がある児童を検討し，対象児童の保護者宛てに「肥満指導個別相談」の案内を配布した。
　参加保護者へ身長・体重の成長曲線，肥満度曲線を提示して，個別面談を行った。
　さらに，保護者に個別指導の継続希望の有無を確認し，継続して個別指導を希望した児童に介入することになった。・・・・・・・・・

等を時系列で記入

栄養スクリーニング（多職種からの紹介状況も含める）

　「子どもの食事指導・支援プログラム」を用いて，肥満度判定を行うとともに，身長・体重の発育曲線および肥満度曲線を用いて，スクリーニングした。
　さらに，個別相談指導委員会にて，生活アンケートの結果等から肥満発症要因の検討を行った。個別指導を行う必要がある児童を検討し，肥満度30%以上であった。・・・・・・・・・

　等，スクリーニング結果や今回栄養介入のきっかけとなった栄養に関する問題点，課題を記入

図10-2　栄養管理事例報告（学校栄養分野）
出典　日本栄養士会：栄養管理事例報告（学校栄養分野：個別指導）

課題1 ▷ 表10-2において, Plan（栄養管理計画）のMx（モニタリング計画), Rx（栄養治療計画）, Ex（栄養教育計画）の空白部分を考えてみよう。

表10-2　SOAP形式の実施記録例

栄養診断	NI-1.5 エネルギー摂取量過剰　　NB-2.1 身体活動不足
S	・野菜やきのこ類は嫌い。肉類が大好き。下校後は, スナック菓子やジュースを飲んでいることが多い。・・・（保護者との面接） ・早食いの傾向がある。また, 放課後は外遊びより家の中でゲームをしていることが多い。やや太り気味なことは, 気になっている。（保護者との面接） ・運動はどちらかといったら嫌い。・・・・・・・・（本人） ・運動に苦手意識があり, 授業間休みや昼休みに本を読んでいることが多い。また, ・・・ ・・・・・・・・データ）（学級担任） 等を記入
O	【身体計測】 ・肥満度の判定（　　　　　　　　　　　　　　　　　　　　　　　　　　） ・身長, 体重の成長曲線および肥満度曲線による判定 　（　　　　　　　　　　　　　　　　　　　　　　　　　　） 【履歴】母親も肥満傾向（BMI 26.5 kg/㎡）, 祖母：糖尿病,（生活調査の内容など） 【食物・栄養素摂取状況】 朝：パン, ウインナー, ヨーグルト・・・（野菜は食べていない） 昼：学校給食（野菜摂取は平均すると約1/2残す） おやつ：ポテトチップ（1袋）, ファンタ（500mL） 夕食（20：00）：ご飯, 焼き肉など 摂取栄養量：エネルギー　○○○○ kcal, たんぱく質　○○ g, 食塩　○.○ g 等を記入
A	・身体計測, 生活調査, 食物日記により「子どもの食事指導・支援プログラム」の児童生徒の推定エネルギー必要量計算に基づく肥満児食事処方プログラムを用いて食事量, 摂取量を評価した。 　（評価内容を記載　　　　　　　　　　　　　　　　　　　　　　　　） 等を記入 栄養診断の根拠（PES） ・小児の成長曲線より95パーセンタイル以上で, 肉類やスナック菓子を好んで食べていることから, エネルギー摂取に関わる食物・栄養に関連した知識不足によるエネルギー摂取量過剰であると栄養診断した。 ・休憩時間や帰宅後の身体活動が少ないことから, 身体活動の健康効果に関わる知識不足による身体活動不足と栄養診断した。 などPESを記入
P	Mx） Rx） Ex）

S：Subjective data（主観的データ）, O：Objective data（客観的データ）, A：Assessment（評価）, P：Plan（計画）
Mx：Monitoring plan（モニタリング計画）, Rx：therapeutic plan（栄養治療計画）, Ex：educational plan（栄養教育計画）

出典　日本栄養士会：栄養管理事例報告（学校栄養分野：個別指導）

実習11 　栄養教育の評価

目的
1）評価基準と評価目標の設定方法を理解する。
2）評価の種類と，栄養教育プログラムを見直す意味を理解する。

実施項目
1）実習7または実習10で設定した目標の評価基準と評価指標を設定する。
2）実施した栄養教育プログラムの評価を行う。

準備　実習1〜10の用紙（別冊）

手順

実習の目的

↓

評価の種類と方法についての理解

↓

課題1 　評価基準と評価指標の設定
・実習7または実習10で設定した目標の評価基準と評価指標を設定する

用紙11-1

↓

課題2 　栄養教育プログラムの評価
・実施した栄養教育プログラムの評価を行う

用紙11-2 a〜f

用紙11-3

↓

まとめ

実習11

実施11-1 評価基準と評価指標の設定

　栄養教育プログラムの進行中や終了後には，最初に設定した目標の達成度を振り返り，次の栄養教育プログラムを改善するために評価を行う。目標の達成度を評価する評価基準と評価指標は，あらかじめ計画段階で設定しておく。

　評価指標は，目標の達成度を判定するために何を測定すればよいかを考えて１つまたは複数設定する。目標をどこまで達成できれば達成したと判定するのか，評価基準を決めておく。評価基準は，「朝食を食べる日を１週間に４日から６日に増やす」など，回数や数値で判定できるように設定する。

実施11-2 栄養教育プログラムの評価の種類

　評価は栄養教育マネジメントに従って，企画評価，経過（過程）評価，影響評価，結果評価，経済評価および総合評価を行う。プログラムを計画しながら，企画評価や経過評価を行い，評価を参考にしてプログラムを修正するための評価を「形成的評価」という。形成的評価の内容をベースライン項目として，栄養教育後に対象者のベースライン項目の内容がどれだけ改善されたかを評価することを「総括的評価」という。総括的評価は影響評価と結果評価を含む。図11-1に，栄養教育プログラムの目標と評価の関係性を示す。

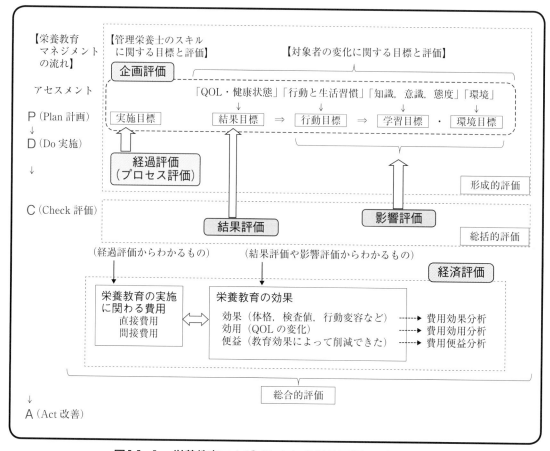

図11-1　栄養教育マネジメントにおける目標と評価の関係

1．企 画 評 価

　栄養教育プログラムの企画段階での評価。アセスメントと立案した計画について評価を行う。

〈アセスメント段階の評価〉

> ・アセスメント対象者の抽出は適切であったか　　・アセスメント項目は適切であったか
> ・対象者の状態を適切に把握できていたか　　・問題行動の要因分析は適切であったか

〈計画段階の評価〉

> ・教育対象者の設定は適切であったか　　・目標設定は適切であったか
> ・学習内容は適切であったか　　・評価指標は設定していたか
> ・教育者のトレーニングは十分行われたか

2．経 過 評 価

　栄養教育の実施段階での評価。栄養教育プログラムの実施目標の達成度を評価する。栄養教育実施者の立場から，プログラムの進行状況と対象者の学習状況を評価する。プリシード・プロシードモデルのように，対象者の学習状況の経過評価では，影響評価と同じ項目を評価するが，経過評価では教育内容が学習者に届いたかどうかを評価する。

〈プログラムの進行状況の評価〉

> ・プログラムは計画どおりに進行したか　　・スタッフの役割分担は適切であったか

〈対象者の学習状況の評価〉

> ・対象者はプログラムへ積極的に参加していたか　　・学習内容は対象者に理解されていたか
> ・プログラムは対象者のニーズに合っていたか

3．影 響 評 価

　栄養教育を受けた対象者の考えや行動がどのように変化したかを評価する。学習目標（知識，態度やスキルの目標）や環境目標（まわりの支援状況など）がどのくらい達成されたか，また健康やQOLに関係する行動目標がどの程度達成されたかを評価する。

4．結 果 評 価

　対象者の結果目標の達成度を評価する。結果目標としては，QOLや健康状態の指標がどのくらい改善されたかを評価する。健康状態の指標には，実習1に示したように，臨床検査値や臨床診査の内容などがある。

実習
11

5．経 済 評 価

　費用効果分析：ある一定の効果（体重減少，血圧や血糖値の改善）を得るために，栄養教育にかかった費用を算出し，栄養教育プログラムの経済評価を行う。

　費用効用分析：ある一定の効用（QOLの向上）を得るために，栄養教育にかかった費用を算出し，栄養教育プログラムの経済評価を行う。QALYsなどの指標が利用される（図11-2）。

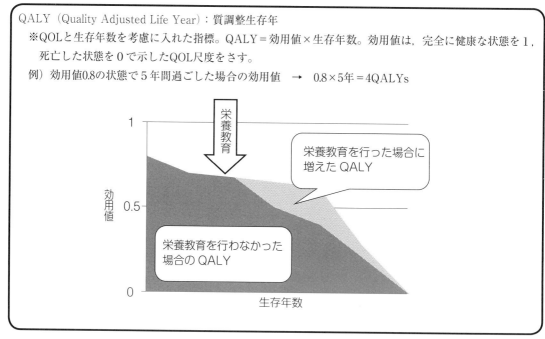

QALY（Quality Adjusted Life Year）：質調整生存年
※QOLと生存年数を考慮に入れた指標。QALY＝効用値×生存年数。効用値は，完全に健康な状態を1，
　死亡した状態を0で示したQOL尺度をさす。
例）効用値0.8の状態で5年間過ごした場合の効用値　→　0.8×5年＝4QALYs

栄養教育を行った場合に
増えたQALY

栄養教育を行わなかった
場合のQALY

効用値

生存年数

図11-2　費用効用分析の指標例

費用便益分析：栄養教育プログラムの効果を医療費等の金額に換算して，栄養教育プログラムの評価
　　　　　　　を行う。

6．総合評価

　栄養教育マネジメントに従って，企画評価，経過評価，影響評価，結果評価および経済評価を行っ
た内容を多方面から見直し，総合的に評価する。

課題1　実習7と実習10で設定した目標を評価するための項目と基準を考えてみよう（用紙
　　　　11-1）。

課題2　実施した栄養教育の評価を行ってみよう。

① 実習7および実習10で設定した目標から，企画評価，経過評価，形成的評価，影響評価，結果評
　価，総括的評価を実施してみよう（用紙11-2 a～f）。
② 経済評価を実施してみよう（用紙11-3）。

実習12 　多様な場におけるライフステージ別栄養教育の展開

目的
1) ライフステージ別の特徴と課題を理解する。
2) 多様な場における栄養教育の特徴を理解し，実践する。
3) 対象者が自ら健康管理を行うことができるような栄養教育を行う。

実施項目
1) 保育所・認定こども園・幼稚園における栄養教育
2) 小・中・高等学校における栄養教育
3) 地域・職域における栄養教育
4) 高齢者福祉施設や在宅介護の場における栄養教育

準備
1) 栄養教育に必要な媒体（パワーポイント，ペープサート，ゲーム，動画等）
2) 視聴覚機材（パソコン，プロジェクター，スクリーン，マイク等）
3) 栄養アセスメントに必要な情報（情報公開図書，インターネット検索資料等）
4) 媒体作成に必要な材料（画材，布地，食品模型，食材，食器他）

手順

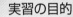

実習の目的

↓

ライフステージ別の特徴と課題の理解

↓

課題1〜9 ▷ 　　各ライフステージ別の具体的な課題の抽出
および栄養教育計画書の作成　　　　用紙12-1〜4

↓

多様な場での栄養教育計画の実施

↓

まとめ

実施12-1　乳幼児期の発達と栄養特性

　出生後1年間を乳児期，満1〜5歳（就学前）を幼児期という。心身の成長・発達が著しく，人生の基礎を形づくる重要な時期である。厚生労働省では，図12−1のように，「食を通じた子どもの健全育成（─いわゆる「食育」の視点から─）のあり方」において，「楽しく食べる子ども」に成長していくために，具体的に掲げている子どもの姿の目標を，①食事のリズムがもてる子ども，②食事を

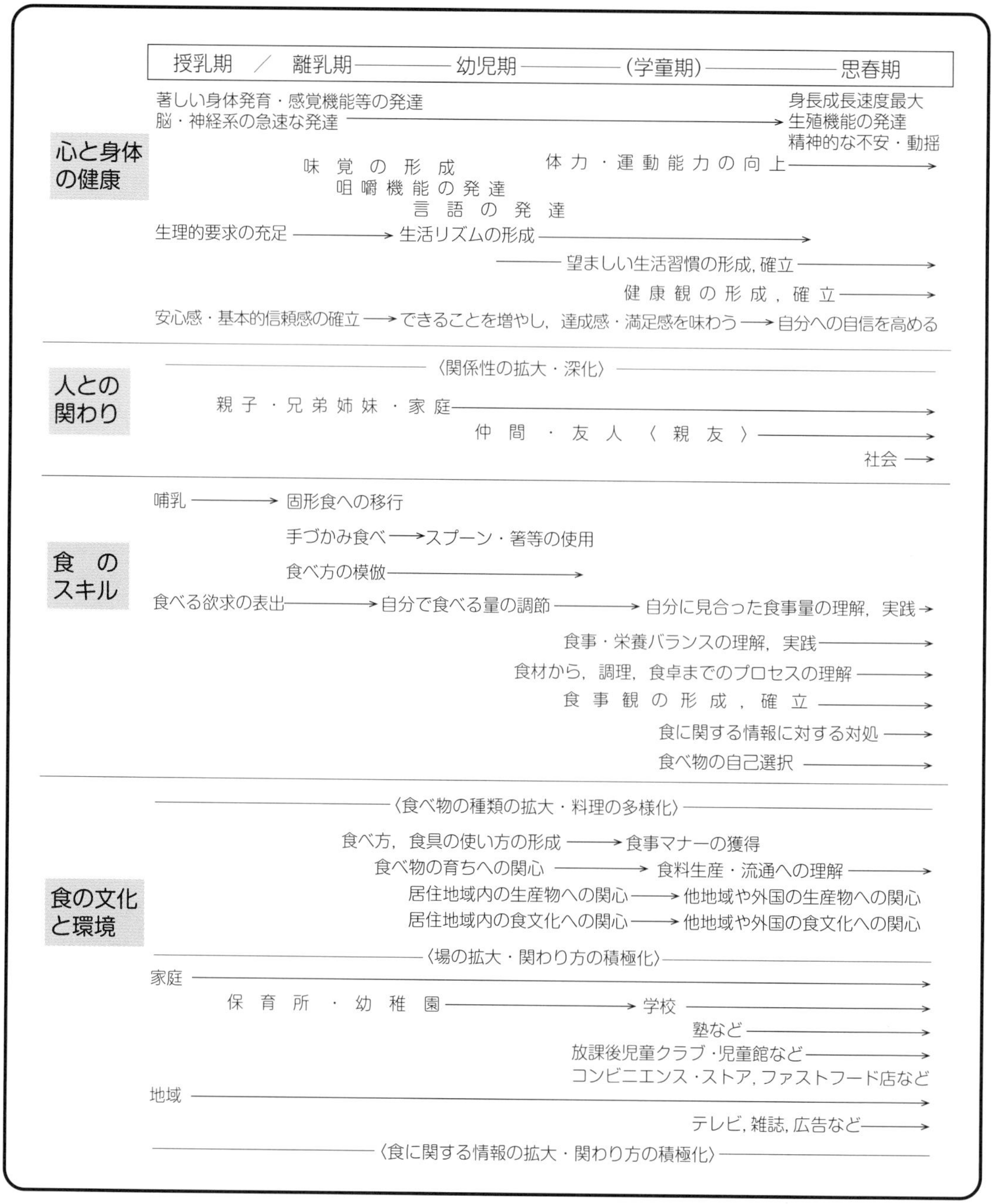

| 授乳期 ／ 離乳期────── 幼児期 ─────（学童期）──────── 思春期 |

心と身体の健康
著しい身体発育・感覚機能等の発達　　　　　　　　　　　　　　身長成長速度最大
脳・神経系の急速な発達　　　　　　　　　　　　　　　　　　　生殖機能の発達
　　　　　　　　　　　　　　　　　　　　　　　　　　　　　　精神的な不安・動揺
　　　　　味　覚　の　形　成　　　　体力・運動能力の向上
　　　　　咀嚼機能の発達
　　　　　　　　　言　語　の　発　達
生理的要求の充足────→ 生活リズムの形成
　　　　　　　　　　　　　望ましい生活習慣の形成，確立
　　　　　　　　　　　　　　　　健康観の形成，確立
安心感・基本的信頼感の確立 ──→ できることを増やし，達成感・満足感を味わう ─→ 自分への自信を高める

人との関わり
　　　　　　　　　　　〈関係性の拡大・深化〉
　　　　親　子　・　兄弟姉妹　・　家庭
　　　　　　　　　　　仲　間　・　友　人　〈　親　友　〉
　　　　　　　　　　　　　　　　　　　　　　　　　社会 ─→

食のスキル
哺乳 ────→ 固形食への移行
　　　　　手づかみ食べ ──→ スプーン・箸等の使用
　　　　　食べ方の模倣
食べる欲求の表出────→ 自分で食べる量の調節 ────→ 自分に見合った食事量の理解，実践 →
　　　　　　　　　　　　　食事・栄養バランスの理解，実践
　　　　　　　　　　　食材から，調理，食卓までのプロセスの理解
　　　　　　　　　　　食　事　観　の　形　成　，　確　立
　　　　　　　　　　　　　　食に関する情報に対する対処
　　　　　　　　　　　　　　食べ物の自己選択

食の文化と環境
　　　　　　　　　　〈食べ物の種類の拡大・料理の多様化〉
　　　　食べ方，食具の使い方の形成 ────→ 食事マナーの獲得
　　　　　食べ物の育ちへの関心　　　　　　 食料生産・流通への理解
　　　　　　居住地域内の生産物への関心 ──→ 他地域や外国の生産物への関心
　　　　　　居住地域内の食文化への関心 ──→ 他地域や外国の食文化への関心
　　　　　　　　　　〈場の拡大・関わり方の積極化〉
家庭
　　　　保　育　所　・　幼　稚　園 ───────→ 学校
　　　　　　　　　　　　　　　　　　　　　　塾など
　　　　　　　　　　　放課後児童クラブ・児童館など
　　　　　　　　　　　コンビニエンス・ストア，ファストフード店など
地域
　　　　　　　　　　　　　テレビ，雑誌，広告など
　　　　　　　　　　〈食に関する情報の拡大・関わり方の積極化〉

図12-1　発育・発達過程にかかわる主な特徴

出典　厚生労働省：「食を通じた子どもの健全育成(─いわゆる「食育」の視点から─)のあり方に関する検討会」報告書について，2004

味わって食べる子ども，③一緒に食べたい人がいる子ども，④食事づくりや準備に関わる子ども，⑤食生活や健康に主体的に関わる子どもとして示している。

　成長期の食事は必要な栄養を補給するだけでなく，食事マナーや感謝の気持ち，コミュニケーションスキルなどの社会性を身につける場としても重要な役割をもつ。乳幼児期の発達と栄養特性をしっかり理解し，望ましい栄養を提供できる力をつけよう。

1．乳幼児期の特徴

① 栄養の摂取源が乳汁栄養から，離乳を経て幼児食（固形の食事）へと大きく変化する。

② 味覚，咀嚼機能が発達する重要な時期である。将来の生活習慣病予防も視野に入れよう。

③ 発育・発達には個人差が大きく，好き嫌いや，また消化機能も未熟なため，食物アレルギー等の問題も起こりやすいので注意しよう。

　成長過程の確認のために栄養の過不足に気をつけたい。この時期の栄養状態の評価は，乳幼児身体発育調査（厚生労働省）を基準にパーセンタイル値を用いた身長と体重の発育曲線を用いて評価する。成長過程は個人差が大きいので，発育の経過を追うことが大切である（図12−2）。

　幼児の体格指数による評価は，カウプ指数を用いる。

2．乳幼児期の食生活の課題

① 乳児期は母乳栄養の重要性を理解し，離乳期は離乳の進め方に沿った食の提供を図ろう。

② 子どもが手づかみ食べを経て，自分でスプーンやお箸を使って食べられるように支援しよう。

③ 食に関心をもたせ，素材の味をいかした薄味の調理，咀嚼を促す食材の利用を図ろう。

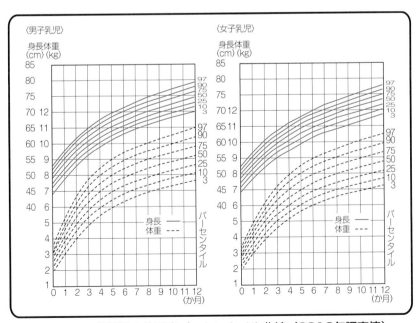

図12-2　乳幼児身体発育パーセンタイル曲線（2010年調査値）

資料　厚生労働省：乳幼児身体発育調査，2010より作成

＊各時期の身長，体重をプロットし，身体発育曲線（成長曲線）のカーブに沿って大きくなっていることを確認する（3-97パーセンタイル内）。

実施12-2　保育・教育の場における栄養教育

1．乳幼児期の栄養教育

　授乳，離乳期は「授乳・離乳の支援ガイド」をもとに，母乳栄養の重要性を伝え，離乳の進め方に応じて適切な食材，調理形態，調理法を選択し，離乳をスムーズに行えるように支援しよう。幼児期になると集団で栄養教育を受ける機会も多くなる。子どもの発達に応じた課題について栄養教育を進め，「食事は楽しい」という大切な思いを，調理を共にしたり共食したりする中で育てていこう。

2．保育の場における食育

　保育所保育指針では，「食を営む力」の育成に向け，食育の推進が明記されている。計画の実施のために，全職員の連携・協力を求め，専門的職員の確保を規定している。幼保連携型認定こども園教育・保育要領においては，「食育の推進」として，食育のための環境の整備や，保護者・関係者等と連携した食育の取り組みについて明記されている。また，幼稚園教育要領でも，健康な心と体を育てるため

課題1　乳幼児期の課題を取り上げて栄養教育計画書を作成しよう。

表12-1　3歳児健診における個人教育計画例

テ ー マ	幼児の肥満の予防，改善		
目　　的	幼児の肥満は乳児肥満と異なり，学童の肥満や成人への肥満につながりやすい。肥満についての理解を深め，現状の食生活と体を動かすことを見直し，肥満の予防，改善を行う。		
結果目標	成長曲線から上へはずれていく子どもをなくす。カウプ指数の普通レベルに入る子どもを増やす。（評価指標：身長・体重の成長曲線による評価）		
行動目標	甘く油脂が多いお菓子や清涼飲料を減らす。よく噛む食材を食べる。体をよく動かす。 （評価指標：行動記録による行動頻度の変化）		
学習目標	よく噛むこと，体を動かすことの大切さを理解する（評価指標：保護者の知識・態度の変化）		
環境目標	楽しく体を動かせる道具などを用意した場所の整備（評価指標：保護者の社会資源の認知度の変化）		
対 象 者	3歳男児と母親（3歳児健診で肥満と診断される。体重18.1kg，身長95.0cm，カウプ指数20.1）		
日　　時	○○年　4月8日（火）　10時00分～10時30分		
場　　所	○○○保健センター　栄養相談室		
実 施 者	認定こども園，保育所の管理栄養士		
他 職 種との連携	保育教諭，保育士，調理員，センターの担当職員，管理職		
	教育内容・ねらい	使用する媒体など	備　考
導　入	普段の食事内容や食べ方を母親から聞き取り，子どもの好き嫌いを確認する	・フードモデル ・食事の記入用紙	子どもの嗜好調査データ
展　開	・幼児肥満の現状を知り，幼児期の食生活の大切さを理解する ・1日の適切な食事量，望ましいおやつのあり方，咀嚼の重要性を理解する ・運動が好きになるような取り組みを考える	・おやつとエネルギーの表 ・運動，消費エネルギーとの関係の表 ・食物と咀嚼回数の表	・乳幼児調査結果 ・子どもも一緒に話し合う
まとめ	子どもと母親の理解状況を確認する	がんばりノート，シール	アンケート

には食育を通じた望ましい食習慣の形成が大切であり，食べる楽しさや喜びを味わったり，食べ物への興味や関心を持ったりして，進んで食べようとする気持ちが育つようにすることが述べられている。

　食育実践において，他職種との連携をどのようにしていけばよいか考えよう。

表12-2　保育所における集団教育計画例

テーマ	どんなおやつがいいのかな！（間食の重要性）		
目　的	第4の食事といわれる間食の大切さを理解し，現在のおやつの状況と改善方法を考え，おやつを含めた食事リズムの維持と望ましい食生活習慣の確立を目指す。		
結果目標	適正体重の子どもを増やす。夕食をおいしくしっかり食べる子どもを増やす。（評価指標：成長曲線による評価）		
行動目標	甘く油脂が多いお菓子や清涼飲料を減らす。乳製品や果物などを増やす。だらだら食べない。		
学習目標	脂質や糖分を多く含むおやつや清涼飲料と，適切なおやつの違いを理解する。		
環境目標	決まった時間に間食が食べられるような環境を整える。		
対象者	5歳児　もも組		
人数等	31名（男児　15名　・　女児　16名）		
日　時	○○年○月○日（金）　10時00分〜10時30分		
場　所	もも組の部屋		
実施者	認定こども園，保育所の管理栄養士		
他職種との連携	保育教諭，保育士，調理員，管理職		
	教育内容・ねらい	使用する媒体など	備　考
導入	紙芝居に同じ年齢の子どもを登場させ，おやつの食べすぎでご飯が食べられず，体調が悪くなり，楽しみにしていた遠足に参加できない話をする	紙芝居	・事前におやつを聞き取り，調査をしておく ・興味を引くように
展開	・どんなおやつがよいか，例を示し，考えさせる ・改善例をクイズ形式で答えさせる	パワーポイント 実際のおやつ	
まとめ	・毎日おやつシールを貼り，月曜日に確認する ・休みの日のおやつについても考えられる	おやつシール	・保護者へおやつについてのおたよりを配布する ・本日の実施の様子も知らせる

課題1-（1）　乳幼児個人を対象とした栄養教育計画

　乳児健康診査や3歳児健康診査における個人を対象にした栄養教育について，相談内容に適した栄養教育計画書を作成し，実施する。

　例）「子どもが離乳食を食べない」と相談に来た6か月女児の母親

　　　痩せと診断され栄養相談を受けにきた3歳女児と母親　など

課題1-（2）　幼児の集団を対象とした栄養教育計画

　幼児期の集団を対象に，認定こども園，保育所における園児の課題を見出し，テーマを決め，栄養教育計画書を作成し，実施する。

　例）野菜嫌い，偏食，咀嚼の重要性，三色食品群の理解など

実習
12

実施12-3 学童期・思春期の発達と栄養特性

　学童期前半は比較的ゆっくりとした成長であるが，後半は第二次性徴の発現をみて急激な心身の成長・発達（第二発育急伸期）となり，性差，個人差が広がる。生活の夜型化や朝食欠食などによって食事が偏りやすく，この時期の栄養の過不足が成人期の生活習慣病につながらないよう注意しよう。

1．学童・思春期の特徴

① 成長速度に個人差があるため，各栄養素が個人の成長に見合う十分な量，摂取される必要がある。

② 第二次性徴を迎えることもあり，心身ともにアンバランスな状態になりやすい。

③ 肥満とともに痩せの問題が大きくなる（摂食障害）。

　成長過程の確認のために栄養状態の評価を行う。成長過程は個人差が大きいので，発育の経過を追うことが大切である（図12-3）。学童期の栄養評価は，次のように行う。

① 学校保健統計調査（文部科学省）を基準としたパーセンタイル値を用いた身長と体重の発育曲線

② 性別年齢別身長別標準体重からの「肥満」「やせ」の判定

③ 体格指数による評価は，学童期にはローレル指数を用いる。

2．学童・思春期の食生活の課題

① 過度のダイエットに励んだり，ファストフードやスナック菓子，清涼飲料などを深く考えずにとるなど問題行動が出やすいので，食に関する意識を高めていこう。

② 朝食欠食が増えないよう，生活リズムを整えよう。

③ 我が家の食事の伝承を心がけ，調理技術や自らが食事を管理できる能力を身につけよう。

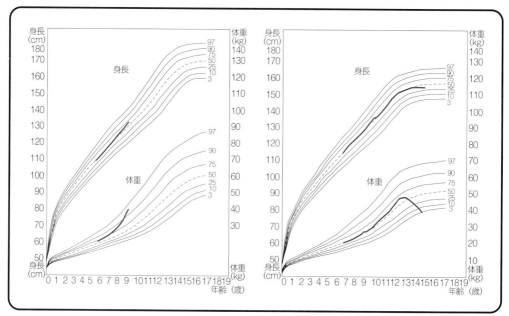

図12-3　身体発育曲線（左：男子　右：女子）

（図中の色線は，単純性肥満の発育曲線（男）　思春期やせ症の発育曲線（女））

資料　厚生労働省：乳幼児身体発育調査報告書・文部科学省：学校保健統計調査報告書

実施12-4　小・中・高等学校における栄養教育

1．学童・思春期の栄養教育

　家庭外へ食行動が広がり，社会性や自主性が増す一方で，孤食や個食が増える傾向にある。家族をはじめ人と食べることの楽しさを身につけ，主食，主菜，副菜（汁物）をそろえた食事作りや，加工食品の成分表示についての理解を深め，食物の選択能力を高めよう。また，自分の適正体重を理解し，望ましいボディイメージを持ち，マスメディアやインターネット上の情報に振り回されないようにしよう。

> **課題2**　学童期，思春期における課題について栄養教育全体計画を立てよう。

　表12－3の栄養教育全体計画のテーマを取り上げて，各回の栄養教育計画書を作成しよう。また，3回の栄養教育計画実施後，自分のエネルギー量に見合った弁当を実際に作ってみよう。

表12－3　中学生を対象にした「バランスのよい食事がわかる」についての栄養教育全体計画例

対象者	中学1年生			
目的と設定理由	目　　的：主食・主菜・副菜のそろったバランスのよい食事を理解し，弁当を自分で作ろうとする意欲をもつとともに，昼食購入時の際の食品選択能力を高める。 設定理由：中学校給食の実施も進んでいるが，給食のない日の昼食については，生徒が市販食品を購入することも多い。朝食欠食もある中，成長期に必要な栄養量に見合った食事を取ることの重要性を理解し，できるだけ簡便にバランスのよい食事を用意する力が求められている。			
長期目標	食品選択能力を高め，適切な食事を摂ることができ，望ましい食習慣を継続できる力をつける			
短期目標	弁当作りの方法を学び，適切な量の偏りのない昼食を考えることができる。考えた弁当を作ることができる			
実施者	小学校・中学校・高等学校・特別支援学校の栄養教諭，学校給食栄養管理者			
他職種との連携	学級担任，科目担当者，養護教諭，調理員，管理職			
実施回	テ　ー　マ	形態	担当者	時間（分）
1	バランスのよい食事がわかる ・食品の機能と栄養 ・主食・主菜・副菜のそろった食事	集団	栄養教諭，管理栄養士，栄養士	50
2	自分に必要な栄養量 ・将来への投資という考え方（生活習慣病予防）	集団	栄養教諭，管理栄養士，栄養士	50
3	望ましい昼食 ・3・1・2お弁当箱法の実際	集団	栄養教諭，管理栄養士，栄養士	50
全体計画に関する評価				
バランスのよい食事がわかり，実際に実践してみようという意欲をもたせられたか。事後アンケート等を中学生や家庭を対象に行い，確認評価する。また，一定期間後に昼食調査を行い，行動変容のありようを確認し，改善に向けた次回の栄養計画を立てる。				

実習12

実施12-5 地域・職域における栄養教育の展開

1．地域での栄養教育

　地域での栄養教育は，「地域保健法」をはじめ「健康増進法」や「母子保健法」などの法律に基づき，地域で生活するすべてのライフステージの者を対象として行われる（図12－4）。「母子保健法」に基づく栄養教育の場としては，「妊産婦や配偶者などを対象とした栄養教育」，「1歳6か月や3歳児健診での栄養教育」や「新生児や妊産婦の訪問指導時の栄養教育」などがある。厚生労働省では地域の保健指導として，保健所や市町村保健センターによる医療，介護，福祉等の関係機関との連携や，ソーシャルキャピタルを活用した地域住民との協働による施策の実現を推進している。地域の栄養教育においても，関係機関の連携と地域住民との協働の必要性が高まっている。

2．職域での栄養教育

　近年，高年齢労働者の増加，急速な技術革新の進展，労働者の就業意識や働き方，業務の質など職域を取り巻く社会環境は変化している。2021（令和3）年に改訂の「職場における心とからだの健康づくり運動（トータルヘルスプロモーション）」では，管理栄養士は，産業栄養指導担当者として，すでに生活習慣上の課題がある労働者個人への「ハイリスクアプローチ」だけでなく，課題のない労働者，よりよい状態を目指している労働者の集団も対象に含む「ポピュレーションアプローチ」の視点の強化が取り入れられている。また，近年，従業員の健康管理を経営戦略として投資する「健康経営」が広まり，事業者による従業員等の健康づくりに取り組む機運が高まってきた。

　一方，定期健康診断の有所見率は増加傾向にあり，仕事に強い不安やストレスを感じている労働者の割合も高水準で推移している。健康づくりをさらに推進するため，地域保健と職域保健が蓄積した知見や情報を提供し合い，地域の実情を踏まえた対策に連携し，優先課題を明確にしてPDCAサイクルを展開し，効果的・効率的なポピュレーションアプローチを強化することが重要である。

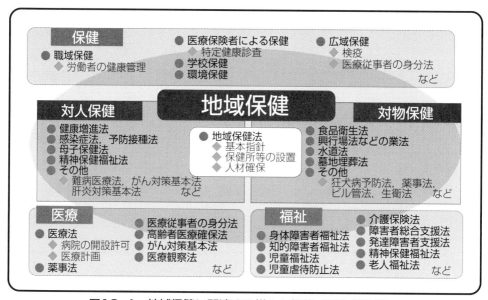

図12-4　地域保健に関連する様々な施策（厚生労働省）

実施12-6 ▷▷ 妊娠期・授乳期の特徴

　卵子と精子が受精して妊娠が成立する。妊娠期期間は約40週で，受精卵は約3,000 gの胎児に成長し，出産にいたる。胎児の健やかな成長および母体の健康のために，妊娠期の食生活は非常に重要である。妊娠期間は，胎児の成長と母体の変化にともない，妊娠初期（16週未満），妊娠中期（16〜28週未満），妊娠後期（28週以降）に分けられる。また，出産後の授乳期は，母体の回復と授乳のための十分な栄養の確保が大切な食生活支援のポイントとなる。

1．妊娠期の特徴

①　妊娠初期：妊娠が安定するまで，悪心，嘔吐感などのつわり症状，嗜好の変化がみられる。

②　妊娠中期：胎盤が完成し安定期となり，軽い運動もできる。貧血や急な体重増加に留意する。

③　妊娠後期：胎児の体重が増加する。子宮の膨らみによる胃の圧迫感や貧血，腰痛に留意する。

　妊娠は，一つの命を授かりこの世に生み出すという，女性にとってとても大きな人生のイベントである。そのために思春期から女性ホルモンの働きによって，乳房と乳腺を発達させ，胎児の骨形成のためのカルシウムを骨に貯め，皮下にもエネルギーとしての脂肪を保存し，妊娠の準備を整えている。妊娠による身体と食生活の変化についての理解を促し，妊産婦が安心かつ安定した妊娠期を送ることができるように心がけよう。

表12-4　妊娠周期と胎児の成長

月数	2か月	3か月	4か月	5か月	6か月	7か月	8か月	9か月	10か月
妊娠期	妊娠初期			妊娠中期			妊娠後期		
週数	5週〜	9週〜	12週〜	16週〜	20週〜	24週〜	28週〜	32週〜	36週〜
胎児の体重						700g	1,200g	1,800g	2,500g
胎児の成長									

資料　ニューウェイブwebサイト：エフカルテット（http://www.fkartet.com）をもとに作成

2．妊娠期の食生活の課題

①　妊娠初期：つわりの時期は，無理せず体調や嗜好の変化に合わせた食事も含めて勧めよう。

②　妊娠中期：妊娠糖尿病や妊娠高血圧症候群の予防も含めて，急激な体重増加を予防しよう。

③　妊娠後期：様々な身体の変化が食欲に影響する。安心して出産を迎えられるよう支援が大切。

　妊娠は，病気ではなく健康であるからこそ恵まれた機会である。しかしながら，近年，若い女性のやせ志向や偏食が招く，低体重児出産や，葉酸不足による神経管閉塞障害などの課題も報告されている。母体の自然な変化とともに疾病予防の双方を考慮した栄養教育が必要となる。

実習
12

3．授乳期の特徴

① 授乳による吸啜刺激は催乳ホルモン（オキシトシン）による子宮収縮，母体の回復を促す。

② 乳汁分泌および産後（産褥期）の母体回復のために，妊娠期以上に十分な栄養の確保が必要。

③ 思うように授乳が進まないなどの育児不安から食欲不振や，欠食による栄養不良に留意する。

　授乳は，乳児に栄養を与えるという意味とともに，母体を回復させるという大きな目的を含んでいる。WHO/UNICEFの共同声明からも「母乳育児を成功させるための10か条」（1989年）が出され，母乳育児が推進されている。しかし，母乳育児は，誰でもどのような状態でもできるわけではなく，また母乳自体の栄養価も母体の栄養状態によって影響を受ける。母体が十分な乳汁分泌ができるような精神的な安心感とよりよい栄養価を含んだ乳汁となるような食生活や食品の選択を促す配慮が必要となる。

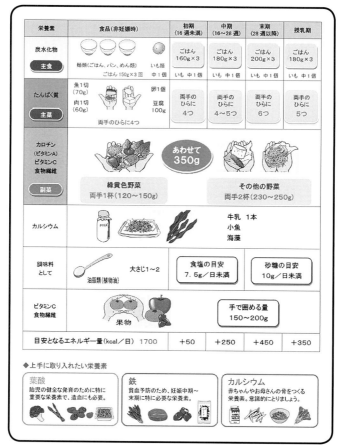

図12-5　妊娠・授乳期の食事〜1日の目安量〜
出典　徳島市子ども・子育て支援ポータルサイト「こどもと.net」

4．授乳期の食生活の課題

① 出産前の体重に戻るための急激なダイエットは，母体回復が遅れる場合があるので留意する。

② 世界的に母乳育児を推進している。しかしながら，一人ひとりの環境や状況から支援する。

③ 子どもにも個性があるので，思うように授乳が進まなくても安心できるような支援が大切。

　約10か月ほどの妊娠期間を過ごし，出産という大きな経験を経て育児がスタートする目まぐるしい変化の中に授乳期はある。母体の状態や感情はそれぞれの状況より異なり，生まれて間もない子どもたちの状況も様々である。無理のない範囲でのよりよい食生活のサポートを考えよう。

実施12-7　妊娠期・授乳期の栄養教育

1．妊娠期の栄養教育

　妊娠は，病気ではなく，健康であるからこそ，恵まれた機会である。身体の変化に不安をもつのは自然なことであるが，不安になると食生活が乱れ，偏った食品に頼りがちになることもある。妊娠期の食生活のポイントは，何より母体の安定と心の安定である。妊娠を心から喜び，安心して妊娠生活を楽しく過ごせるよう栄養面からのサポートを行うことを心がけよう。

　また，女性が母親となる機会こそ，食生活を見直そうと思う大切なきっかけの時期であることを忘れずに，栄養教育のプログラムを企画してみよう。

表12-5　妊娠初期の栄養教育計画

対 象 者	妊娠中期：胎盤が完成し安定期の妊婦	
テ ー マ	ホテルDEランチ！出産・子育てに向けて！ココロとからだの準備をしよう！	
目 的	出産・授乳にむけて，意識の高い時期に望ましい食生活を身につける	
結果目標	安心・安全な出産に向けて，十分な体力と栄養状態の確保	
行動目標	適切な体重コントロールと偏食の是正	
学習目標	安心・安全な出産にむけて，まず，母体の健康が重要であること	
環境目標	妊婦生活を楽しむ環境づくり	
人 数	18人（6人×3テーブル）	
日 時	10月初旬の休日　11：00～13：00	
場 所	ホテルのランチルーム	
実 施 者	市町村の管理栄養士	
他 職 種との連携	保健師，医師，担当職員	
指導項目	教育内容・ねらい	使用する媒体など
導 入	・妊娠のお祝いと母親になったことへのねぎらい ・妊娠中期は，妊娠生活を楽しむ最適な時期	必要に応じて，ポスターパワーポイント・配布資料
展 開	・妊娠期にやりたいこと，楽しみたいこと ・食欲のあることの意味とコントロール方法 　（それぞれの体重管理の方法について） ・妊娠中期の外出のポイントと身体の動かし方	グループディスカッション
ま と め	・交流会（食事会） ・報告会…どんな楽しいことを始めますか？	マイク

実習12

課題3　妊娠初期，妊娠後期の体調や精神状態を考慮した栄養教育計画を立ててみよう。

2．授乳期の栄養教育

　授乳期も，新生児期の母乳は初乳という免疫を含んだ時期，成長に必要な栄養成分の安定した成乳の時期，離乳食に進んだ時期の3つの時期に分けてサポートする必要があることを覚えておこう。

① 初乳に時期は，量よりも少しでも赤ちゃんが初乳を飲めるようにサポートする。

② 成乳の時期は，母親の心の安定と食生活の充実を優先し，十分な泌乳量と栄養の充実を考慮する。

③ 離乳後期は，母乳から離乳食中心の栄養補給を進めることに意識を持つようサポートしよう。

表12－6　授乳初期の栄養教育計画

対 象 者	出産直後の母親	
テ ー マ	自然な授乳に向けての食生活のポイント	
目 的	母親が不安なく授乳生活を送ることおよび産後の母体の回復を促す	
結果目標	安心して授乳生活を送る	
行動目標	心の安定とともに，泌乳量と母体回復に必要な食事をとること	
学習目標	自然な母乳量と授乳時間でよいことを知る（自立授乳の知識の提供）	
環境目標	心の安定のはかれる環境づくり	
人 数	20人	
日 時	毎月　第3水曜日　13：00〜15：00	
場 所	○○保健センター	
実 施 者	市町村の管理栄養士	
他 職 種 との連携	保健師，医師，担当職員	
指導項目	教育内容・ねらい	使用する媒体など
導 入	・出産のお祝いと母親になったことへのねぎらい ・自立授乳について（自然な授乳の量と時間） ・授乳による母体の回復効果について	必要に応じて，ポスター パワーポイント
展 開	・母乳の役割の説明（初乳期の免疫について） ・授乳期に必要な食事量が多いことを知ってもらう ・母体回復に必要な食事の必要性について	【ポイント】 不必要なダイエットの予防
まとめ	・子ども成長の確認のしかたについて （子ども個性がある，比較は不要であること） ・子育てを楽しみましょう	【ポイント】 安心して，母乳育児を楽しめるよう支援する

課題4　成乳期，離乳の進んだ時期等についても，それぞれの母乳の役割をもとに，栄養教育計画を立ててみよう。

実施12-8　成人期の特徴

1．成人期前期（20〜39歳）の特徴

　社会的に自立し，身体的，精神的に安定してくる時期である。就職，結婚，出産など生活の変化があり，生活のリズムが乱れやすい。女性では肥満だけでなく痩せの問題も多い。厚生労働省「国民健康・栄養調査」によれば，20歳代女性における痩せの割合は，各年おおむね20％台半ばで推移している。また，男女ともに朝食欠食の問題がみられ，男性の欠食率はおおむね25％前後で推移している。

2．成人期後期（40歳〜64歳）の特徴

　社会的責任が増え，心身のストレスの増加や生活のリズムが乱れやすくなる時期である。運動不足や飲酒の機会が増える。男女ともに肥満の割合が高くなり，肥満などが原因となる生活習慣病が増加してくる。特定健康診査・特定保健指導の対象となる年代である。

　　特定保健指導：　40〜75歳を対象に，生活習慣病の発症リスクが高く，生活習慣の改善による生活
　　　　習慣病の予防効果が多く期待できる人に対して，生活習慣を見直すサポートを目的とした指導。

実施12-9　成人期前期の栄養教育

　成人期前期は，学生から社会人となり自立，結婚，出産，子育てなど生活に大きな変化のある時期である。多忙な時期で，仕事や私生活において無理をしがちであり，生活の自己管理意識が大切である。成人期後期に向けて，この時期から生活習慣病などの予防を心がける。

表12-7　痩せの女性への集団栄養教育計画例

テ ー マ	しっかり食べて，痩せすぎに注意しましょう！		
目　　的	適正体重を維持して，健康的な生活を送る		
結果目標	適正体重の維持		
行動目標	現在の食事を改善する		
学習目標	自分自身の体格に関する認識を変えて，改善する意欲を高める		
環境目標	現在の食事を改善しやすい環境を整える		
対象者	BMI18.5未満　女性（健康診断の結果，会社より出席をすすめられた方）		
人数・性別	15名（男性　0名　・　女性　15名）		
日　　時	○○年○月○日（金）　14時00分〜　14時30分		
場　　所	○○○会議室		
実 施 者	健康保険組合の管理栄養士		
他職種との連携	企業の総務課，産業医，看護師		
	教育内容・ねらい	使用する媒体など	備　考
導　入	痩せすぎのリスクと痩せの増加の現状を理解する	食事調査の記録用紙	痩せすぎのリスクを説明する
展　開	・痩せたいという気持ちがなぜ起こるかを考える ・自分の食事に影響している因子を考える	ファッション雑誌	グループディスカッション 個人で振り返る
まとめ	・食事の過不足を対象者自身で考えてもらう。 ・認知再構成法（食べたくないと思った時の気持ちを観察）を試してみる		セルフモニタリング

課題5　成人前期の問題を取り上げて栄養教育計画書を作成し，実施する。

実習
12

実施12-10 成人期後期の栄養教育

　成人期後期は加齢とともに肥満やメタボリックシンドロームが増加し，特定保健指導の対象となる者も多い。下記の事例から，それぞれ性別や生活環境に考慮して栄養教育のプログラムを企画してみよう。

表12-8　特定健診・特定保健指導の対象者の選定と階層化

ステップ1 　（内臓脂肪蓄積のリスク判定）
○　腹囲とBMIで内臓脂肪蓄積のリスクを判定する。
　・腹囲男性85 cm以上，女性90 cm以上→（1）
　・腹囲（1）以外かつ BMI≧25 kg/m² →（2）

ステップ2 　（追加リスクの数の判定と特定保健指導等の対象者の選定）
○　検査結果及び質問票より追加リスクをカウントする。
①血糖：空腹時血糖100mg/dL以上又はHbA1c（NGSP）5.6%以上，又は薬物治療を受けている場合
　　　　（問診票より）
②脂質：中性脂肪150mg/dL以上，又はHDLコレステロール40mg/dL未満，又は薬物治療を受けている場合（問診票より）
③血圧：収縮期血圧130mmHg以上，又は拡張期血圧85mmHg以上，又は薬物治療を受けている場合
　　　　（問診票より）
④質問票：喫煙歴があり
⑤質問票：①，②又は③の治療に係る薬剤を服用している。
○　①～③はメタボリックシンドロームの判定項目，④はその他の関連リスクとし，④喫煙歴については①から③までのリスクが1つ以上の場合にのみカウントする。
○　⑤に該当する者は特定保健指導の対象にならない。

ステップ3 　（保健指導レベルの分類）
（1）の場合：①～④の追加リスクのうちリスクが　　2以上の対象者は　　積極的支援レベル
　　　　　　　　　　　　　　　　　　　　　　　　1の対象者は　　　　動機付け支援レベル
　　　　　　　　　　　　　　　　　　　　　　　　0の対象者は　　　　情報提供レベル
（2）の場合：①～④の追加リスクのうちリスクが　　3以上の対象者は　　積極的支援レベル
　　　　　　　　　　　　　　　　　　　　　　　　1又は2の対象者は　動機付け支援レベル
　　　　　　　　　　　　　　　　　　　　　　　　0の対象者は　　　　情報提供レベル

ステップ4 　（特定保健指導における例外的対応等）
○　65歳以上75歳未満の者については，日常生活活動作能力，運動機能等を踏まえ，QOL（Quality of Life）の低下予防に配慮した生活習慣の改善が重要である等から，「積極的支援」の対象となった場合でも「動機づけ支援」とする。
○　降圧薬等を服薬中の者については，継続的に医療機関を受診しているので，生活習慣の改善支援については，医療機関において継続的な医学的管理の一環として行われることが適当である。そのため，医療保険者による特定保健指導を義務とはしない。しかしながら，きめ細かな生活習慣改善支援や治療中断防止の観点から，かかりつけ医と連携した上で保健指導を行うことも可能である。また，健診結果において，医療管理されている疾病以外の項目が保健指導判定値を超えている場合は，本人を通じてかかりつけ医に情報提供することが望ましい。

資料　厚生労働省：標準的な健診・保健指導プログラム【令和6年度版】，2023

課題6　事例を見て，特定保健指導の選定と階層化（表12-8）を行い，栄養教育計画を考えよう。

【事例1】

対象者	45歳　男性					
身体測定・臨床検査結果	身長	170cm	血糖値	120mg/dL	収縮期血圧	139mmHg
	体重	80.0kg	HbA1c	5.9%	拡張期血圧	88mmHg
	BMI	27.6	中性脂肪	152mg/dL	服薬	なし
	腹囲	95cm	HDLコレステロール	45mg/dL	喫煙歴	あり
			LDLコレステロール	120mg/dL		
生活習慣	3年前より単身赴任（営業職）で自炊はほとんどしない。朝食は欠食が多く，昼食は営業先に出ていれば外食，社内の場合は社員食堂を利用。夕食は仕事での付合いで，飲酒の機会が多い。					

【事例2】

対象者	50歳　女性					
身体測定・臨床検査結果	身長	158cm	血糖値	98mg/dL	収縮期血圧	118mHg
	体重	73.0kg	HbA1c	5.2%	拡張期血圧	86mmHg
	BMI	29.2	中性脂肪	174mg/dL	服薬	なし
	腹囲	88cm	HDLコレステロール	50mg/dL	喫煙歴	なし
			LDLコレステロール	148mg/dL		
生活習慣	3人家族（夫と大学生の息子）。事務職で通勤は車を利用している。朝食はパンとミルクと砂糖入りのコーヒーのみ。昼食はお弁当を持っていく。夕食は息子の好みに合わせた料理が多い。飲酒習慣はない。甘いものが好きで間食にクッキーなどのおやつを食べる。					

特定保健指導の階層化					
ステップ1	腹囲：男性≧85cm，女性≧90cm		腹囲：男性<85cm，女性<90cm　かつ　BMI≧25		
	⬇				
ステップ2	血糖	脂質	血圧		喫煙歴
	⬇				
ステップ3	情報提供レベル	動機づけ支援レベル	積極的支援レベル		
	⬇				
ステップ4	服薬なし				
（問題点の抽出）＊栄養教育でポイントと考えられる点					

実習12

【教材例】

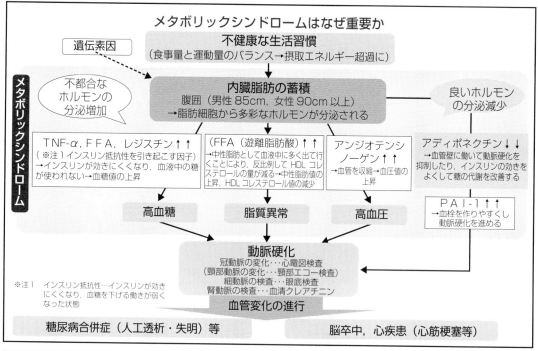

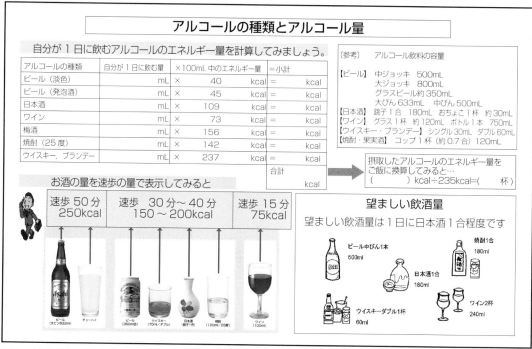

資料　厚生労働省：保健指導における学習教材集

課題7　成人期の課題を例に栄養教育計画書（個人教育）を作成する。

『保健指導における学習教材集』を使った栄養教育計画書を作成してみよう。

実施12-11 ▷▷ 高齢期の特徴

65歳以上を高齢期とし，個人差はあるが，加齢により筋力や代謝の低下などの変化がみられる。

1. 高齢期の特徴

食欲の低下：食事の量が減り，食事を抜くことが多くなる。

咀嚼力（噛む力）・嚥下力（飲み込む力）の低下：歯の欠損などで咀嚼力が低下し，固いものを食べなくなり偏食や栄養バランスの偏りの原因となる。嚥下力も低下し，誤嚥性肺炎の原因となる。

消化液の分泌量が減少：唾液・消化液分泌量の減少で消化・吸収力が低下し，低栄養の原因となる。

腸の働きの低下：大腸の蠕動運動が低下し，便秘の原因となる。

味覚の低下や嗜好の変化：味蕾の減少・萎縮により感受性が低下し，特に塩味などが感じにくい。

2. 高齢期の課題

　加齢に伴う生理的，社会的，経済的問題は，高齢者の栄養状態に影響を与えやすい。社会生活や家庭環境の変化により，独居や高齢者だけの世帯が増え，調理が簡素化し，食事への関心が薄れ，食生活が単調になることで，低栄養につながりやすい。また，外出する頻度が減ることで，運動不足により食欲低下となり，基礎代謝量の減少による食事量の減少などで低栄養が進み，サルコペニア（筋力・筋肉量の減少）を招き，フレイル（虚弱）状態の悪循環が進行しやすい。

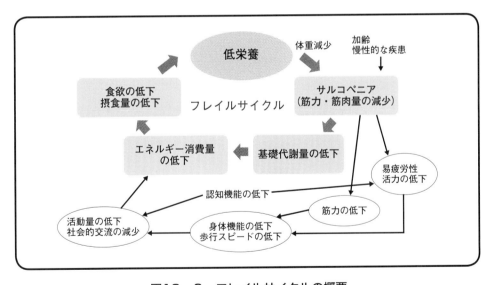

図12-6　フレイルサイクルの概要

出典　長寿科学振興財団webサイト：健康長寿ネット（https://www.tyojyu.or.jp/net/byouki/frailty/genin.html）

実習 12

3．多職種連携

　高齢者の栄養教育は，地域で高齢者が安心して生活を続けることができるよう地域の包括的な支援・サービス提供体制「地域包括ケアシステム」が推進されている。管理栄養士・栄養士による栄養ケアサービスの提供で，介護予防・自立支援に向けた取り組みが推進されている。

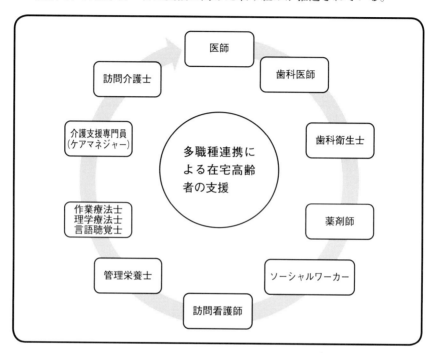

図12-7　多職種連携のイメージ

実施12-12　高齢者福祉施設や在宅介護の場における栄養教育

課題8
①　事例を見て低栄養のリスク判断をしてみよう。
②　リスク判断をふまえて在宅訪問管理栄養士の立場から栄養ケア計画書を作成してみよう（用紙12-4）。

【事例　在宅介護を受けている78歳女性】

身長	150cm	体重減少率	3%（1か月）
体重	40.0kg	血清アルブミン値	3.2mg/dL
BMI	17.8	食事摂取量	80%

（生活習慣）
・経口摂取している。
・食事は自立しているが，入れ歯が合わなくなってきている。
・食事は家族（娘）が作っている。
・基礎疾患は特にないが，この3か月食欲が低下している。
・週2回デイサービスと週3回配食サービスを昼食で利用している。

【低栄養状態のリスクの判断】

　事例の全項目が低リスクに該当する場合には，「低リスク」と判断する。高リスクに１つでも該当する項目があれば「高リスク」と判断する。それ以外の場合は「中リスク」と判断する。BMI，食事摂取量，栄養補給法については，その程度や個々人の状態等により，低栄養状態のリスクは異なることが考えられるため，対象者個々の程度や状態等に応じて判断し，「高リスク」と判断される場合もある。

表12-9　低栄養のリスクの判断

リスク分類	低リスク	中リスク	高リスク
BMI	18.5～29.9	18.5未満	
体重減少率	変化なし （減少３％未満）	１か月に３～５％未満 ３か月に３～7.5％未満 ６か月に３～10％未満	１か月に５％以上 ３か月に7.5％以上 ６か月に10％以上
血清アルブミン値	3.6g/dL以上	3.0～3.5g/dL	3.0g/dL未満
食事摂取量	76～100％	75％以下	
栄養補給法		経腸栄養法・静脈栄養法	
褥　　瘡			褥瘡

資料　「指定居宅サービス等及び指定介護予防サービス等に関する基準について」等の一部改正について（平成21年3月13日，厚生労働省老健局）

【ロコモティブシンドローム】

　ロコモティブシンドロームは，筋力の低下や骨粗鬆症，関節などの運動器の障害のために日常生活に何らかの支障が発生している状態である。

課題9
① 運動器の障害が原因で起こるロコモティブシンドロームをテーマに，地域の健康教室の栄養教育計画書を作成しよう（ロコチェックで１つでもチェックがあった高齢者）。
② ロコモティブシンドロームの原因の１つである高齢期における骨粗鬆症に対する媒体を作成しよう。

ロコチェック～心当たりがある項目はありますか？～		
	項　　　　　目	チェック
1	片脚立ちで靴下がはけない	
2	家の中でつまずいたりすべったりする	
3	階段を上がるのに手すりが必要である	
4	家のやや重い仕事が困難である（掃除機の使用，布団の上げ下ろしなど）	
5	２kg程度の買い物をして持ち帰るのが困難である（１リットルの牛乳パック２個程度）	
6	15分くらい続けて歩くことができない	
7	横断歩道を青信号で渡りきれない	

資料　日本整形外科学会公認ロコモティブシンドローム予防啓発公式サイト「ロコモチャレンジ」（https://locomo-joa.jp/check/lococheck/）を参照し作成

実習
12

資　料

資料1　尺度に応じたヘルスリテラシーの低い発言・高い発言の例

	ヘルスリテラシー尺度	リテラシーが低い発言	リテラシーが高い発言
病院や薬局からもらう説明書やパンフレットなどを読む際に	3　内容が難しくてわかりにくい	一応、読んでみたが、内容が難しくて、よく意味がわからないところがあった。	説明文書をよく読んで、確実に理解するようにした。(2022年国家試験問題)
	4　読むのに時間が掛かる	細かい文字は見づらく、読むのに時間がかかっていやになる。	ゆっくり時間をかけて読むのは苦にならない。
	5　誰かに代わりに読んでもらうことがある	家族は忙しくて、読んで欲しいとは言えない。	家族が声をだして読んでくれた。
ある病気と診断されてから、その病気やその治療・健康法について	6　いろいろなところから情報を集めた	テレビのCMで効果があると言っていたので、その情報だけを参考にした。	テレビのCMで効果があると言っていたけれど、図書館やインターネットで本当かどうか確認した。
	7　たくさんある情報から自分が求めるものを選び出した	インターネットの情報が多すぎて、何を選んだら良いのかわからなくなった。	テレビのCMや図書館、インターネットで調べた情報の中から、自分が知りたい情報を選んだ。
	8　自分が見聞きした情報を理解できた	自分と同年代の人の体験談を読んだが、よくわからなかった。	自分と同年代の人の体験談を読んで、内容を理解した。
	9　病気についての自分の意見や考えを医師や身近な人に伝えた	病気や治療のことは、まわりに心配をかけるから、自分一人で考えればいいと思う。	※治療に関して集めた情報を家族に伝えて、(2022年国家試験問題)家族と一緒に考えていこうと思う。
ある病気と診断されてから、その病気やその治療・健康法に関することで、自分が見聞きした知識や情報について	11　自分にもあてはまるかどうか考えた	治療の情報を同年代の友人から聞いたので、自分も同じ治療を受けようと思った。	治療の情報を同年代の友人から聞いたので、同じ方法が本当に自分にも効果があるのか考えた。
	12　信頼性に疑問を持った	その治療に関する情報は自分にぴったりだと思った。	本当に効果があるのかを疑って、さらに情報を集めた。(2022年国家試験問題)
	13　正しいかどうか聞いたり調べたりした	その治療には効果があると信じているので、他の情報を調べなかった。	その治療には効果があるか、専門家に聞いたり、エビデンスの高い情報を調べたりした。
	14　病院や治療法などを自分で決めるために調べた	友人から治療効果があった病院を勧められたので、その病院に通院することにした。	友人から治療効果があった病院を勧められたが、自分にも治療の効果があるとは限らないため、自分の治療に適した治療かどうか情報収集をした。

資料２ | サンプル症例A

◆クライアント：Aさん　　45歳　　男性　　大阪市内在住

◆職業：自動車販売会社勤務・営業

◆家族構成：5人　　妻（36歳）…○×会社事務職　　長男（10歳）…小学4年生
　　　　　　　　　　次男（8歳）…小学2年生　　　長女（5歳）…保育所年長

◆1日の過ごし方

　6：30　　起床
　　↓
　7：00　　出勤（家を出る時間）
　　↓
　8：00　　出社（会社着）
　9：00　　営業開始
　　↓
昼食（12:30〜15:30の間）
　　↓
　18：00　　帰社（会社に戻る）
　　↓　　　　（残務処理）
　21：30　　退社
　　↓
　22：00　　帰宅
　　↓　　　入浴　等
　22：40　　夕食
　　↓
　1：00　　就寝

◆検査データ

HbA1c（NGSP）：8.5%　　FBS：156mg/dL　　血圧：135/89 mmHg　　TC：210mg/dL
TG：154mg/dL　　HDL：32mg/dL

◆身体データ

身長：173cm　　体重：83.7kg　　腹囲：89cm

◆食事記録

朝	昼	夕
食べない	カツカレー サラダ 　　レタス，きゅうり， 　　トマト 　　ドレッシング	ご飯　1杯半 鶏唐揚げ3切れ，レタス ポテトサラダ 　　じゃがいも，ハム，胡瓜，マヨネーズ 焼きそば 　　中華そば(半玉分) 　　キャベツ，豚肉 きんぴらごぼう 　　ごぼう，人参 ビール　大1本

資料3	サンプル症例Aの手記

栄　養　士：	こんにちは，はじめまして。栄養士の○○と申します。よろしくお願いいたします。
クライアント：	ああ，こんにちは。Aです。こちらこそ。
栄　養　士：	今日はどうされましたか？
クライアント：	いえね，会社の検診で糖尿病って言われまして…。で，予約して行ったら今度は栄養指導だ そうで，看護師さんに説明してもらって，食事の記録もしてきたんです。
栄　養　士：	そうですね。きちんと書いて来ていただいたんですね。 でも，朝は食べられないんですか？
クライアント：	そうなんですよ。コーヒーだけは飲んでたんですが，砂糖は糖尿病だとだめでしょ？ それに体重も増えてきたんで止めたんですよ。少しでも寝てられるし，朝早いですしね。
栄　養　士：	前はコーヒーを飲んでいたのに止められたんですね。で，何時頃出られるんですか？
クライアント：	6時半には起きて，7時には出ますよ。
栄　養　士：	早いんですね。でもお昼まではお腹が減りますよね。どうされているんですか？
クライアント：	まぁねぇ。でも，営業で忙しいし…ストレスであんまり減りません。順調な仕事の時はさす がに腹ペコですから，途中でコンビニでおにぎり買って車の中で食べたりします。水分補給 の時は…今までは缶コーヒーだったんですが，最近は身体に良さそうなスポーツドリンクか 野菜ジュースにしてるんですよ。
栄　養　士：	いろいろ工夫されてるんですね。
クライアント：	ほめられると言いにくいんですが，ホントいうと昼抜きなんていう時もあります。 でも，昔，ラグビーしてたから，体力には自信がありますんで，大丈夫ですよ。
栄　養　士：	身体…鍛えられてたんですね。
クライアント：	学生時代からやってて，20代の頃は社会人チームにも貢献してました。昔ですがね。
栄　養　士：	夜はいろいろ召し上がるんですね。
クライアント：	そうなんです。けど，女房も大変なんで全部手作りとはいきません。この日もサラダと唐揚 げは買って来たものです。でも，"カロリー半分のマヨネーズ"とか，"エコナ"とかいう油なん かも使ってくれて工夫してくれてますよ。
栄　養　士：	ビールも召し上がるんですね。
クライアント：	ついつい…1本だけで我慢してます。おかずに合うんでねぇ。
栄　養　士：	やはり揚げ物や炒め物が中心ですか？
クライアント：	そうですね。どうしても子どもの好きなものに偏りがちですかねぇ。 実は私も和食が食べたくなると子どもを連れて回る寿司に行ったり炉端焼きに行ったりもし てるんです。でも逆にその時はビールは2本になってしまいますけどね。
栄　養　士：	ところで，先程ラグビーのお話をしていただきましたが，今はいかがですか？
クライアント：	え？　運動ってことですか？　わぁ…そりゃあ，皆無に近いですねぇ。マンションは12階建 ての11階だから階段も使わないし，仕事中は車だし，通勤は電車だけど，駅から家も会社も 2～3分だし。おまけに休みの日は下の娘とおままごとしかしてないなぁ。

参 考 文 献

＜実習1＞
・逸見幾代，佐藤香苗編著：改訂マスター栄養教育論，建帛社，2015
・日本栄養改善学会監修：食事調査マニュアル，南山堂，2008
・片井加奈子，川上貴代，久保田恵編：栄養教育論実習，講談社サイエンティフィク，2010
・山下静江編：栄養教育・指導実習ワークブック，みらい，2011
・春木敏編：エッセンシャル栄養教育論〔第4版〕，医歯薬出版，2020
・S.Vaughn,J.S.Schumm,J.Sinagub／井下理監訳：グループ・インタビューの技法，慶応義塾大学出版会，2002
・安梅勅江：ヒューマン・サービスにおけるグループインタビュー法，医歯薬出版，2001
・安梅勅江編著：ヒューマン・サービスにおけるグループインタビュー法Ⅱ／活用事例編，医歯薬出版，2003
・安梅勅江編著：ヒューマン・サービスにおけるグループインタビュー法Ⅲ／論文作成編，医歯薬出版，2010
・春木敏編：エッセンシャル栄養教育論〔第4版〕，医歯薬出版，2020

＜実習3＞
・赤松利恵，永井成美：栄養カウンセリング論，化学同人，2015
・足達淑子，禁煙支援における行動技法，日本禁煙学会雑誌　第5巻　第6号，p.181,2010
・日本循環器学会：循環器病の診断と治療に関するガイドライン（2009年度合同研究班報告），2012
・今中美栄，坂本裕子，為房恭子，西彰子：栄養教育論，化学同人，2012
・岩手県立総合教育センター教育相談室：学校教育相談の実際・カウンセリングの基本技法，2009
・福原眞千子監修：マイクロカウンセリング技法，風間書房，2007
・木村周：キャリアコンサルティング　理論と実際，雇用問題研究会，2010
・中沢次郎，林潔，清野美佐緒：行動カウンセリング入門，川島書店，1975
・祐宗省三，春木豊，小村重雄：行動療法入門，川島書店，1984
・コーチングの手順と傾聴，部下のやる気を引き出すコーチング，日経Bizアカデミー，2019
・ウィリアム・R・ミラー，ステファン・ロルニック／原井弘明監訳：動機づけ面接（第3版）上，星和書店，2019
・北田雅子，磯村毅：医療スタッフのための動機づけ面接法　逆引きMI学習帳，医歯薬出版，2019
・ディビッド・B・ローゼングレン／原井宏明監訳：動機づけ面接を身につける　一人でもできるエクササイズ集，星和書店，2013
・城田友子，内田和宏，大里進子他：イラスト栄養教育・栄養指導論〔第5版〕，東京教学社，2019
・春木敏編：エッセンシャル栄養教育論〔第4版〕，医歯薬出版株，2020
・久保克彦：実践栄養カウンセリング，メディカ出版，2014

＜実習4＞
・筒井喜朗，佐々木俊一郎，山根承子，グレッグ・マルデワ：行動経済学入門，東洋経済新報社，2017
・リチャード・セイラー／遠藤真美訳：行動経済学の逆襲，早川書房，2017
・Karen Glanz, Barbara K. Rimer, Frances Marcus Lewis編／曽根智史，湯浅資之，渡辺基，鳩野洋子訳：健康行動と健康教育　理論，研究，実践，医学書院，2008
・福井至，貝谷久宣監修：図解やさしくわかる認知行動療法，ナツメ社，2012
・松本千明：医療・保健スタッフのための健康行動理論の基礎，医歯薬出版，2009
・坂野雄二著：認知行動療法，日本評論社，2005

＜実習5＞
・逸見幾代，佐藤香苗編：マスター栄養教育論〔第2版〕，建帛社，2013
・日本栄養改善学会監修：栄養教育論，医歯薬出版，2013

・春木敏編：エッセンシャル栄養教育論〔第4版〕，医歯薬出版，2020
・徳留裕子，北川郁美，八木典子編：公衆栄養学ワークブック，みらい，2009
・赤松利恵編著：栄養教育スキルアップブック，化学同人，2008
・日本栄養士会監修：「食事バランスガイド」を活用した栄養教育・食育実践マニュアル，第一出版，2011

＜実習6＞
・中村丁次，外山健二，笠原賀子編著：管理栄養士講座　栄養教育論，建帛社，2013
・中山玲子，宮崎由子編：栄養教育論〔第6版〕，化学同人，2021
・関口紀子，蕨迫栄美子編著：栄養教育論，学建書院，2012
・国立健康・栄養研究所監修：栄養教育論〔改訂第4版〕，南江堂，2016
・Lawrence W. Green，Marshall W. Kreuter著／神馬征峰訳：実践ヘルスプロモーション，医学書院，2005
・日本栄養改善学会監修：栄養教育論，医歯薬出版，2013

＜実習7＞
・厚生労働省：標準的な健診・保健指導プログラム（確定版），2007
・中村丁次，外山健二，笠原賀子編著：管理栄養士講座　栄養教育論，建帛社，2013
・春木敏編：エッセンシャル栄養教育論〔第4版〕，医歯薬出版，2020
・日本栄養改善学会監修：栄養教育論，医歯薬出版，2013
・国立健康・栄養研究所監修：栄養教育論〔改訂第3版〕，南江堂，2013

＜実習8＞
・逸見幾代，佐藤香苗編著：改訂マスター栄養教育論，建帛社，2015
・井上浩一，川野因，本田榮子編著：公衆栄養学実習，建帛社，2012
・佐藤佳弘：わかる！伝わる！プレゼン力，武蔵野大学出版会，2010

＜実習9＞
・逸見幾代，佐藤香苗編著：改訂マスター栄養教育論，建帛社，2015
・日本栄養改善学会監修：食事調査マニュアル，南山堂，2008
・片井加奈子，川上貴代，久保田恵編：栄養教育論実習，講談社サイエンティフィク，2010
・山下静江編：栄養教育・指導実習ワークブック，みらい，2011
・徳留裕子，北川郁美，八木典子編：公衆栄養学ワークブック，みらい，2009
・赤松利恵，稲山貴代編：栄養教育論，東京化学同人，2016

＜実習10＞
・日本栄養改善学会監修：栄養教育論，医歯薬出版，2013
・逸見幾代，佐藤香苗編著：改訂マスター栄養教育論，建帛社，2015
・下田妙子編著：Nブックス　栄養教育論，建帛社，2013
・杉山みち子，赤松利恵，桑野稔子編著：カレント栄養教育論，建帛社，2016

＜実習11＞
・竹上未紗，福原俊一：誰も教えてくれなかったQOL活用法〔第2版〕，健康医療評価研究機構，2012
・池上直己，福原俊一，下妻晃二郎，池田俊也：臨床のためのQOL評価ハンドブック，医学書院，2001
・国立健康・栄養研究所監修：栄養教育論〔改訂第4版〕，南江堂，2016
・中山玲子，宮崎由子編：栄養教育論〔第6版〕，化学同人，2021
・春木敏編：エッセンシャル栄養教育論〔第4版〕，医歯薬出版，2020
・日本栄養改善学会監修：栄養教育論，医歯薬出版，2013
・Lawrence W. Green，Marshall W. Kreuter著／神馬征峰訳：実践ヘルスプロモーション，医学書院，2005

<実習12>

・岡﨑光子，饗場直美編著：栄養教育論演習〔第2版〕，建帛社，2015

・大谷貴美子，山本隆子編著：栄養教育論〔第2版〕，八千代出版，2011

・下田妙子編著：栄養教育論演習・実習，化学同人，2009

・永野君子，南幸，山本隆子編著：アクティブ栄養教育・指導実習，医歯薬出版，2005

・岡﨑光子編著：三訂栄養教育論実習書，光生館，2010

・逸見幾代，佐藤香苗編著：改訂マスター栄養教育論，建帛社，2015

・江澤郁子，津田博子編者：四訂応用栄養学〔第2版〕，建帛社，2016

・笠原賀子，斎藤トシ子編者：NEXT栄養教育論〔第4版〕，講談社サイエンティフィク，2018

・今中美栄，坂本裕子ほか：栄養教育論〔第2版〕，化学同人，2021

〔編著者〕　　　　　　　　　　　　　　　　　　　　（執筆分担）

橘　ゆかり　（たちばな　ゆかり）　神戸松蔭女子学院大学人間科学部教授　実習3実施3－4・実習4・実習11・実習12実施12－5

森　美奈子　（もり　みなこ）　摂南大学農学部専任講師　実習3実施3－1・実習8・実習9・実習10・実習12実施12－5

〔著　者〕（五十音順）

今中　美栄　（いまなか　みえ）　島根県立大学看護栄養学部教授　実習12実施12－6・7

宇佐見美佳　（うさみ　みか）　羽衣国際大学人間生活学部准教授　実習1実施1－3・4

金田　直子　（かねだ　なおこ）　帝塚山学院大学人間科学部専任講師　実習5

坂本　裕子　（さかもと　ひろこ）　京都華頂大学現代生活学部教授　実習12実施12－1〜4

新宅　賀洋　（しんたく　かよ）　帝塚山大学現代生活学部教授　実習2

西　彰子　（にし　しょうこ）　福山大学生命工学部准教授　実習1実施1－1・2

野田　康子　（のだ　やすこ）　元 辻学園栄養専門学校校長　実習3実施3－2・5

橋本　弘子　（はしもと　ひろこ）　大阪成蹊短期大学教授　実習7

保井智香子　（やすい ちかこ）　立命館大学食マネジメント学部教授　実習6

矢野早江子　（やの さえこ）　辻学園栄養専門学校専任講師　実習3実施3－3

吉村　智春　（よしむら ちはる）　鈴鹿医療科学大学保健衛生学部准教授　実習12実施12－8〜12

改訂
フローチャートで学ぶ **栄養教育論実習**〔第2版〕

2014年（平成26年）4月15日	初版発行～第5刷	
2020年（令和2年）5月1日	改訂版発行～第2刷	
2024年（令和6年）3月5日	改訂第2版発行	

編著者　橘　ゆ か り
　　　　森　美 奈 子

発行者　筑　紫　和　男

発行所　株式会社　建帛社
　　　　KENPAKUSHA

〒112-0011　東京都文京区千石4丁目2番15号
TEL（03）3944-2611
FAX（03）3946-4377
https://www.kenpakusha.co.jp/

ISBN 978-4-7679-0751-2　C3047　　　　中和印刷／ブロケード
©橘ゆかり・森美奈子ほか，2014，2020，2024.　Printed in Japan
（定価は表紙に表示してあります。）

栄養教育論実習 記録用紙

学部・学科

学籍番号　　　　　　　　　氏　名

── 目　　次 ──

身体計測記録表

学籍番号 氏名

計測日： 年 月 日 性別 年齢

項目	測定値	参　　　考
身長	cm	
体重	kg	
体格指数（BMI）	kg/m²	計算式：BMI（kg/m²）＝体重（kg）÷（身長（m））²
BMIによる判定		判定基準：低体重＜18.5　普通体重18.5≦～＜25　肥満25≦
通常時体重比（%UBW）	%	計算式：現体重（kg）÷通常時体重（kg）×100 栄養障害　軽度：85～95%　中程度：75～85%　高度：75%以下
体重減少率（%LBW）	期間（　　　　　）%	計算式：｜通常時体重（kg）－現体重（kg）｜÷通常時体重（kg）×100 判定基準（6か月）：栄養障害 軽度：5% 中程度：10% 高度：10%以上
肩甲骨下部皮下脂肪厚（SSF）	1回目　　　　　mm	日本人の新身体計測基準値（JARD2001）性・年齢別平均値＊ 　男性18～24歳　BMI：20.34　SSF：11.64mm　AC：24.87cm 　　　　　　　　TSF10.98mm　AMC：23.51cm　AMA：44.62cm²
	2回目　　　　　mm	女性18～24歳　BMI：21.09　SSF：11.64mm　AC：26.96cm 　　　　　　　　TSF15.39mm　AMC：20.04cm　AMA：32.52cm²
	平均値　　　　　mm	判定基準（%TSF, %AMC, %AMA）日本人の平均値に対する割合 　栄養障害 軽度：80～90%，中程度：60～80%，高度：60%以下
上腕三頭筋皮下脂肪厚（TSF）	1回目　　　　　mm	計算式：AMC（cm）＝AC（cm）－3.14×TSF（cm） 　　　　　　AMA（cm²）＝AMC（cm）²÷4×3.14 　　　　　　皮下脂肪厚（mm）＝SSF（mm）＋TSF（mm）
	2回目　　　　　mm	
	平均値　　　　　mm	
%上腕三頭筋皮下脂肪厚（%TSF）	%	
上腕周囲長（AC）	1回目　　　　　cm	
	2回目　　　　　cm	
	平均値　　　　　cm	
%上腕周囲長（%AC）	%	
上腕筋囲長（AMC）	cm	
%上腕筋囲長（%AMC）	%	
上腕筋面積（AMA）	cm²	
%上腕筋面積（%AMA）	%	
皮下脂肪厚 SSF(mm)＋TSF(mm)	mm	
腹囲（臍部）	cm	内臓脂肪の蓄積　男性：85cm以上，女性：90cm以上
フィットネススコア	point	体成分分析装置（InBody）による診断 　標準：70～90　アスリート型：≧90　虚弱型，肥満型：＜70

＊日本栄養アセスメント研究会身体計測基準値検討委員会：日本人の新身体計測基準値JARD2001，栄養評価と治療19（suppl），P50～60，2002より一部抜粋

食事記録表

学籍番号　　　　　　　　氏名 _____

記録日：　　　　年　　　月　　　日

【　　日目の記録】

時刻	食事区分	料理名	内食・中食・外食	食品名（食品・調味料）	摂取量		備考
					目安量	重量（g）	
	朝食						
	昼食						
	間食						
	夕食						
	夜食						

行動記録表

学籍番号 　　　　　　　　　氏名 _____

記録日： 　　　年　　　月　　　日

【　　日目の記録】

when 時刻（時）	behavior/action 行動内容	what 飲食した食べ物	why/ where/with whom 飲食したときの状態	mind 飲食したときの気持ち
0				
1				
2				
3				
4				
5				
6				
7				
8				
9				
10				
11				
12				
13				
14				
15				
16				
17				
18				
19				
20				
21				
22				
23				
24				

生活時間調査シート

学籍番号　　　　　　　　氏名 _____

記録日：　　　　年　　　月　　　日　　　曜日

	活動内容	活動時間（分）	活動量	
			METs	METs×分
0時				
1時				
2時				
3時				
4時				
5時				
	小計	360分		

	活動内容	活動時間（分）	活動量	
			METs	METs×分
6時				
7時				
8時				
9時				
10時				
11時				
	小計	360分		

PAL	

基礎代謝量	Kcal/日

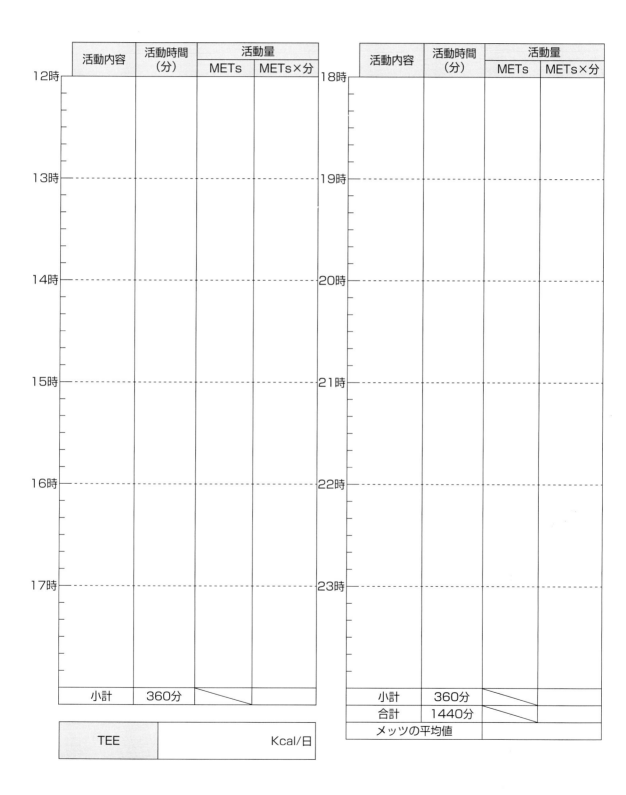

	活動内容	活動時間 (分)	活動量	
			METs	METs×分
12時				
13時				
14時				
15時				
16時				
17時				
	小計	360分		

TEE		Kcal/日

	活動内容	活動時間 (分)	活動量	
			METs	METs×分
18時				
19時				
20時				
21時				
22時				
23時				
	小計	360分		
	合計	1440分		
	メッツの平均値			

インタビューガイドの様式

学籍番号　　　　　　　　氏名

記録日：　　　年　　　月　　　日　　　曜日

テーマ	
目　的	
対象者	
実施日時	
実施場所	
インタビュー内容	

観察記録表

学籍番号 _____ 氏名 _____

記録日： 　年　　月　　日　　曜日

【配置図】

【記録表】　　　　　　　　　　　　　　　　　　　　　　　　　　　No. _____

番号	発言記録	発言者の様子	他の参加者の表情	
			番号	態度（記号か言葉で）

参加者の様子　積極的な態度…○　　消極的な態度…×　　共感的な態度…＋　　否定的な態度…−

インタビュー記録からの分析表

学籍番号　　　　　　　　　氏名　　　　　　　　　　　　　　

記録日：　　　　年　　　月　　　日　　　曜日

重要カテゴリー	重要アイテム	共感人数	データ数

カウンセリング技法振り返りシート（栄養士役用）

学籍番号 　　　　　　　　氏名 _____

記録日： 　　　年　　　月　　　日　　　曜日

段階		できなかった	あまりできなかった	どちらともいえない	おおむねできた	十分できた
雰囲気づくり	部屋は適度な明るさで和みやすかったか	1	2	3	4	5
	管理栄養士・栄養士の位置に対してクライアントの座る位置は和やかにしゃべりやすい位置だったか	1	2	3	4	5
	管理栄養士・栄養士の服装は清潔で好感が持たれるものであったか	1	2	3	4	5
	机の上にあるものは親しみやすいものが置けていたか	1	2	3	4	5
	まわりに気が散るものは置かれていなかったか	1	2	3	4	5
	質問や疑問に対してすぐに参考になるような資料が準備されていたか	1	2	3	4	5
基本姿勢	クライアントが時間前に入室できるような雰囲気づくりができたか	1	2	3	4	5
	クライアントに対し，明るくハキハキと席を勧められたか	1	2	3	4	5
	クライアントに対し，好印象が持たれるような自己紹介ができたか	1	2	3	4	5
	クライアントに対し，威圧を与えないような態度ができたか	1	2	3	4	5
	クライアントがしゃべりやすい状況をつくれたか	1	2	3	4	5
	クライアントのいうことを否定しなかったか	1	2	3	4	5
	クライアントのいうことを繰り返し確認することができたか	1	2	3	4	5
	クライアントの不安や悩みをしっかり聞き出すことはできたか	1	2	3	4	5
	クライアントの不安や悩みに寄り添うことができたか	1	2	3	4	5
	クライアントが安心して話ができていたか	1	2	3	4	5
総評						

資料　逸見幾代，佐藤香苗編著：マスター栄養教育論，建帛社，2013

認知行動療法

学籍番号　　　　　　　　氏名

記録日：　　　　年　　　月　　　日　　　曜日

【準　　備】

発生した時間・場所	実行した行動	その時の思考感情	備考
例） AM8時45分 コンビニ	コンビニの期間限定スイーツを購入した。	今しか買えない商品なので，あせってしまったが充実感があった。	
例） PM11時45分	ダイエット中なのにお腹が空いて夜食を食べた。	ダイエットに失敗したと思いかなり落ち込んだ。	

【情報収集】

セルフモニタリングをもとに，クライアント役により詳細な情報収集を行う。

> 例）コンビニを利用する頻度やよく購入する商品は何ですか？

【行動の分析】

クライアントの問題行動や習癖の分析及びクライアントが思い込んでいる「認知の歪み」を探ってみる。

> 例）期間限定を購入しないと損をすると思い込んでいる。

【認知再構成トレーニング】

クライアントの考え方をどのように考え直せるかを話し合ってみよう。

> 例）ダイエット中にお菓子を食べてしまうことは失敗ではなく，誰にでもあること。

動機づけ面接

学籍番号　　　　　　　　氏名

記録日：　　　年　　　月　　　日　　　曜日

【バランスシートの作成】

サンプル症例の手記（資料4，p.91）より「現在の食生活を見直す」

①否定的な意見	②肯定的な意見

【チェンジトーク・維持トークを見つける】

クライアントの発言の中から，チェンジトークと維持トークを見つけよう。

チェンジトーク	
維持トーク	

【対応について話し合ってみよう】

チェンジトークを強める対応を考えてみよう。

クライアントのチェンジトーク	チェンジトークへの対応（OARSまたはEPE）
「ついつい…1本だけで我慢してます」	例）A（是認）「1本だけで，やめられているのですね」

コーチング技法の実施

学籍番号 _____ 氏名 _____

記録日： 　　年　　月　　日　　曜日

選んだ項目		
質問内容と対象者が答えた具体的な行動や状況	Goal	質問内容： 具体的な行動や状況：
	Reality	質問内容： 具体的な行動や状況：
	Resource	質問内容： 具体的な行動や状況：
	Options	質問内容： 具体的な行動や状況：
	Will	質問内容： 具体的な行動や状況：
クライアント主体で決められたか		
クライアントへの支援はどのように行えるか		

コーチング技法振り返りシート（栄養士役用）

学籍番号　　　　　　　　氏名

記録日：　　　年　　　月　　　日　　　曜日

段階		できなかった	あまりできなかった	どちらともいえない	おおむねできた	十分できた
Goal	クライアントがどうしたいのかを聞き出せたか	1	2	3	4	5
	達成したらどんないいことがあるのか聞き出せたか	1	2	3	4	5
	管理栄養士・栄養士自身で誘導しなかったか	1	2	3	4	5
	それは具体的な事柄であったか	1	2	3	4	5
	支援者としての発言はできたか	1	2	3	4	5
Reality	目標を実行できない現状の要素を具体的に把握できたか	1	2	3	4	5
	目標を実行するための現実とのギャップを具体的に見つけられたか	1	2	3	4	5
	現実とのギャップを埋めるための理想目標を見つけられたか	1	2	3	4	5
Resource	クライアントができることを聞き出せたか	1	2	3	4	5
	クライアントがしてみたいことを聞き出せたか	1	2	3	4	5
	クライアントの過去の実績を聞き出せたか	1	2	3	4	5
Options	クライアント自身で決められたか	1	2	3	4	5
	誘導しなかったか	1	2	3	4	5
	それは具体的な事柄であったか	1	2	3	4	5
Will	実際に実行できるように時間や日程等をクライアント自身が決められたか	1	2	3	4	5
	予定表や手帳などに書き込めたか	1	2	3	4	5
	今後の支援の形を決められたか	1	2	3	4	5
	クライアントが安心して継続できるように話ができていたか	1	2	3	4	5
総評						

資料　逸見幾代，佐藤香苗編著：マスター栄養教育論，建帛社，2013

学籍番号　　　　　　　　氏名

記録日：　　　年　　月　　日　　曜日

刺激統制法

　ある状況（刺激）によって引き起こされると考えられる行動を選び，刺激統制法を利用していつもの行動を変えてみよう。

　改善したい行動：

　この行動のきっかけ（刺激）と考えられる状況：

【振り返り】刺激統制法を利用して行動変容を実施した際に，刺激があったときとなかったときにどのような違いがあったか考えてみよう。また，刺激統制法の特徴について考察してみよう。

○刺激があったときとなかったときの自分の気持ちの違い

反応妨害法，習慣拮抗法

　反応妨害法，習慣拮抗法を利用して，いつもの行動を変えてみよう。

改善したい行動：
（衝動的に行ってしまう行動）

【振り返り】反応妨害法，習慣拮抗法を利用して行動変容を実施したときに，しばらく行動を我慢しているときにどのように感じたか，考えてみよう。また，反応妨害法，習慣拮抗法の特徴について考察してみよう。

○行動を行いたい衝動を抑えるためにとった行動

○反応妨害法，習慣拮抗法を実施した感想

学籍番号　　　　　　　　氏名

記録日：　　　年　　　月　　　日　　　曜日

用紙４—１c

行 動 置 換

改善したい行動を，行動置換を利用して行動変容をしてみよう。

改善したい行動：

新たに置き換える行動：

【振り返り】行動置換を利用して行動変容を実施したときに，どのように感じたか考えよう。また，行動置換の特徴について考察してみよう。

○行動置換を実施した感想

用紙４—１d

オペラント強化法

実習６の行動目標の中から１つを選び，正の強化または負の強化を設定して，１週間実行してみよう。

行動目標：

強化の内容：

【振り返り】正の強化または負の強化を設定した場合，行動目標を実施した自分の考え方や気持ちにどのような変化があったか振り返ってみよう。また，オペラント強化法の特徴について考察してみよう。

○自分の考え方や気持ちの変化

用紙４—１e

認知再構成法

用紙４—１hの行動変容中，ネガティブな考え方になったときに，認知再構成法で考え方を修正してみよう。
・客観的な事実を見直し，そのとらえ方（推論）に本当に根拠はあるのか考えてみよう。
・推論に偏りはないか，考えてみよう。
・別のとらえ方はないのか，異なる考え方をできるだけ多く考えてみよう。

ネガティブな認知の内容	修正した認知
例）昨日は目標にしていた朝食を食べることはできなかった。もう続けることは無理だろう。 （下線部に根拠はなく，"全か無か"の推論の誤りによって認知に偏りが認められる）	例）昨日は目標にしていた朝食を食べることはできなかったが，これまでは食べられたのだから，明日も続けられるだろう。 （これまでの事実による推論）

| 用紙4―1f | 意思決定バランス |

用紙4－1gの目標行動を実施するにあたり，その行動のメリットとデメリットを書いて，比較してみよう。

その行動を実行したときのメリット	その行動を実行したときのデメリット

○メリットを高めて，デメリットを低くするように話し合ってみよう

メリットを高める方法や考え方	デメリットを低くする方法や考え方

| 用紙4―1g | 目標宣言，行動契約 |

改善したい行動目標について，達成する時期や頻度などを具体的に考えて，目標宣言を行おう。

| 私は　　　　　　　　　　ま»でに，　　　　　　　　　　　することを宣言します。 |

○目標宣言を行ったことによる自分の考え方や気持ちの変化

学籍番号　　　　　　　　　氏名

記録日：　　　年　　月　　日　　曜日

用紙4−1h	**セルフモニタリング**

用紙4−1gの目標を実行できた日のチェック欄に○をつけ，できなかった日の欄に×をつけよう。

実施日	チェック欄	自分の気持ちや行動の前後の状況
月　　日（　　）		
月　　日（　　）		
月　　日（　　）		
月　　日（　　）		
月　　日（　　）		
月　　日（　　）		
月　　日（　　）		

用紙4−1i	**自己効力感**

複数の目標行動に対する自己効力感を0（全くできないと思う）〜100（確実にできると思う）の間で，主観的に点数をつけ，セルフ・エフィカシーの評価が異なる行動を2つ選んで（最も点数の高い行動と最も点数の低い行動など），1週間行ってみよう。

目標行動	セルフ・エフィカシーの評価
例1）コンビニでの買い物で，お菓子を買わずにすませることができる。	80 （自己効力感が高い行動）
例2）友達からお菓子を勧められたら，断ることができる。	25 （自己効力感が低い行動）

【振り返り】セルフ・エフィカシーと行動変容の関係について考えてみよう。

用紙4—1j　　　　　　　　## ストレスマネジメント

ストレッサーに対して情動焦点コーピングと問題焦点コーピングの方法を考えてみよう。

ストレッサー	
情動焦点コーピング	
問題焦点コーピング	

用紙4—1k　　## 社会技術訓練法（ソーシャルスキルトレーニング）

　社会技術訓練法（ソーシャルスキルトレーニング）を考えるにあたって，まずは自分たちが必要だと思うソーシャルスキルについて話し合ってみよう。

用紙4—1l　　　　　　　　## ナ　ッ　ジ

　私たちの生活の中で，使われているナッジを探してみよう。

アセスメントシート①

学籍番号　　　　　　　　氏名　　　　　　　　　　年齢　　性別

記録日：　　　　年　　　月　　　日　　　曜日

◆エネルギーのアセスメント

平均的な摂取エネルギー [　　　　] kcal

BMI（18～49歳）（　低体重　普通体重　肥満　）　　体重の変化（　減少　維持　増加　）

◆その他の栄養素のアセスメント
各栄養素の数値を記入し，食事摂取基準と比較してみよう。

a．摂取不足と過剰摂取のアセスメント

	あなたの摂取量			不足が心配される 推定平均必要量※	不足はほとんどないと考えられる 推奨量※※	耐容上限量
たんぱく質		g				
カルシウム		mg				
鉄		mg				
ビタミンA		μgRE				
ビタミンB₁		mg				
ビタミンB₂		mg				
ビタミンC		mg				

　※　推定平均必要量：ある集団の50％が1日の必要量を満たすと推定される量。不足の定義は栄養素によって異なるため，各栄養素で問題の大きさを考慮する。
※※　推奨量：ある集団の97～98％が1日の必要量を満たすと推定される量。科学的根拠は栄養素によって異なるため，数値の信頼度が異なることに留意する。

b．生活習慣病の一次予防に関するアセスメント

			（目標量）		（目標量）
脂質		％		～	
食物繊維		g	（目標量）	g以上	
食塩		g			（目標量）

◆料理のアセスメント（食事バランスガイドによるアセスメント）
単位：（SV）

	主食	副菜	主菜	牛乳・乳製品	果物
摂取の目安※					
あなたの結果					

※p.40，図5－2を参考にする。

菓子・嗜好飲料

アセスメントシート②

学籍番号　　　　　　　氏名　　　　　　　　年齢　　性別

記録日：　　　年　　月　　日　　曜日

◆各アセスメントの結果について整理する

【個人要因のアセスメント】

栄養素等摂取について

料理の摂取状況について　※食事バランスガイドの結果を参考にする

食行動について　※行動分析，質問紙法，面接法などの結果を参考にする

知識・態度・スキルについて　※質問紙法，面接法などの結果を参考にする

【環境要因のアセスメント】

周囲の支援について

【考えてみよう】　個人要因・環境要因の関係性が確認できるように全体を整理しよう。

栄養教育目標設定シート

学籍番号　　　　　　　　　氏名

記録日：　　　　年　　　月　　　日　　　曜日

①実施目標の設定

対象者

②個人要因・環境要因のアセスメントからの優先課題の抽出

対象者

③結果目標の設定

④行動目標の設定

（食生活）

（運動・身体活動）

⑤学習目標・環境目標の設定

（学習目標：知識・スキル・態度）	（環境目標）

目標設定をする際に配慮した点，工夫した点をまとめよう。

栄養教育の学習者について話し合う

学籍番号　　　　　　　　　氏名　　　　　　　　　　　　　　

記録日：　　　年　　　月　　　日　　　曜日

話し合った内容	
話し合った感想	

栄養教育計画（全体計画）

学籍番号　　　　　　　　　氏名　　　　　　　　　　　　　　

測定日：　　　年　　　月　　　日

プログラムの流れ

栄養教育プログラムの評価デザイン：

栄養教育全体計画

学籍番号　　　　　　　　　氏名

記録日：　　　年　　月　　日　　曜日

栄養教育全体計画
対　象　者	
目的と設定理由	
長期目標	
短期目標	

回	テ　ー　マ	形態	担当者	時間（分）
1				
2				
3				

全体計画に関する評価

栄養教育プログラム

学籍番号 ＿＿＿＿＿＿＿＿＿＿ 氏名 ＿＿＿＿＿＿＿＿＿＿＿＿＿

記録日： 　年　　月　　日　　曜日

栄養教育プログラム案			
テーマ			
目　的			
結果目標			
行動目標			
学習目標			
環境目標			
対象者			
日　時			
場　所			
実施者			
予　算			
	教育内容・ねらい	使用する媒体など	備考
導　入			
展　開			
まとめ			

栄養教育シナリオ

学籍番号　　　　　　　　氏名

記録日：　　　年　　　月　　　日　　　曜日

時間	活動の ポイント	活動内容（流れ・展開・セリフ）	準備する物品（教材）	役割分担

栄養教育実施者の決定

学籍番号＿＿＿＿＿＿＿＿＿ 氏名＿＿＿＿＿＿＿＿＿＿＿

記録日：　　　年　　　月　　　日　　　曜日

実施場所	
テ　ー　マ	
連携職種	
連携項目	
連携内容	

栄養教育教材作成案

学籍番号 _____　氏名 _____

記録日：　　年　　月　　日　　曜日

対象	
テーマ	
学習目標	
教材の種類	
使用場所	
準備 （準備物, 使用器具等）	
教材の レイアウト図	

栄養教育プレゼンテーション計画

学籍番号　　　　　　　　　氏名

記録日：　　　年　　月　　日　　曜日

	時間配分	内容	資料箇所
対象者			
テーマ			
目標			
導入			
展開			
まとめ			

栄養教育プレゼンテーション振り返りシート（発表者用）

学籍番号 　　　　　　　　　　　　氏名

記録日： 　　　年　　　月　　　日

段階	チェック項目	できなかった	あまりできなかった	どちらともいえない	おおむねできた	十分できた
準備段階	エビデンスのある情報が入手できたか	1	2	3	4	5
	対象者のニーズやレベルに合っている内容であるかを検証できたか	1	2	3	4	5
	対象者の行動変容につながる内容であるかを検証できたか	1	2	3	4	5
	会場の環境について，事前にきちんと確認ができたか	1	2	3	4	5
	事前に時間を計りながら練習は十分にできたか	1	2	3	4	5
実施段階	服装は清潔で好感が持たれる服装であったか	1	2	3	4	5
	明るく，ハキハキと開始の挨拶ができたか	1	2	3	4	5
	好印象が持たれるような自己紹介ができたか	1	2	3	4	5
	学習者に視線を向けて，にこやかな表情で話せたか	1	2	3	4	5
	これから何を話すのか，目的をきちんと話せたか	1	2	3	4	5
	興味を引く話題で導入し，対象者の関心を引き付けることができたか	1	2	3	4	5
	重要なポイントを繰り返し伝えることはできたか	1	2	3	4	5
	ユーモアを入れて，飽きさせない工夫ができたか	1	2	3	4	5
	対象者の特性やレベルに合った話し方ができたか	1	2	3	4	5
	話し方はゆっくり明瞭に聞き取りやすい話し方ができたか	1	2	3	4	5
	視覚効果をうまく利用できたか	1	2	3	4	5
	伝えたかった内容を十分に伝えることができたか	1	2	3	4	5
	時間配分は適切であったか	1	2	3	4	5
	終了時間はきちんと守ることができたか	1	2	3	4	5
総評						

資料　逸見幾代，佐藤香苗編著：改訂マスター栄養教育論，建帛社，2015

栄養教育プレゼンテーション観察シート（学習者用）

学籍番号 　　　　　　　　氏名

記録日： 　　　年　　　月　　　日　　　曜日

段階	チェック項目	できていなかった	あまりできていなかった	どちらともいえない	おおむねできていた	十分できていた
実施段階	服装は清潔で好感が持たれる服装であったか	1	2	3	4	5
	明るく，ハキハキと開始の挨拶ができたか	1	2	3	4	5
	好印象が持たれるような自己紹介であったか	1	2	3	4	5
	学習者に視線を向けて，にこやかな表情で話せていたか	1	2	3	4	5
	これから何を話すのか，目的をきちんと話せていたか	1	2	3	4	5
	興味を引く話題で導入し，対象者の関心を引き付ける内容であったか	1	2	3	4	5
	重要なポイントがきちんと伝わってきたか	1	2	3	4	5
	ユーモアを入れて，飽きさせない工夫ができていたか	1	2	3	4	5
	対象者の特性やレベルに合った話し方であったか	1	2	3	4	5
	話し方はゆっくり明瞭に聞き取りやすい話し方であったか	1	2	3	4	5
	視覚効果をうまく利用していたか	1	2	3	4	5
	行動変容につながる内容であったか	1	2	3	4	5
	時間配分は適切であったか	1	2	3	4	5
	終了時間はきちんと守られていたか	1	2	3	4	5
	質疑，応答にきちんと答えられていたか	1	2	3	4	5
総評						

資料　逸見幾代，佐藤香苗編著：改訂マスター栄養教育論，建帛社，2015

栄養教育の評価

学籍番号　　　　　　　　　氏名

記録日：　　　年　　月　　日　　曜日

　実習6または実習12で設定した目標を評価するための評価指標と評価基準を考えてみよう。

結果評価

結果目標	例）腹囲を基準以内に減らす。

結果目標の達成度の評価指標	評価基準
例）教育前後で，腹囲を比較する。	例）6か月で現在の腹囲から5cm減らす。

影響評価

行動目標	例）会社でエレベーターを使わず，2階分の階段を昇る。

行動目標の達成度の評価指標	評価基準
例）教育前後で，行動目標の頻度を比較する。	例）1週間に3回以上，行動目標を達成する。

学習目標	例）歩数からおおよそのエネルギー消費量が把握できる。

学習目標の達成度の評価指標	評価基準
例）歩数のモニタリング結果を自分で評価できる。	例）6か月後に，学習目標が習慣となっている。

環境目標	例）運動に関する情報源を見つける。

環境目標の達成度の評価指標	評価基準
例）教育前後で知っている情報源の数を比較する。	例）6か月後に，情報源が増える。

| 用紙11―2a | 企画評価の実施 |

（アセスメント段階の評価）
・対象者の状態を適切に把握できていたか

・問題行動の要因分析は適切であったか

（計画段階の評価）
・目標設定は適切であったか

・学習内容は適切であったか

・プログラム内容（時間，場所，学習形態，教材など）は適切であったか

・評価指標は設定していたか

・教育者のトレーニングは十分行われたか

| 用紙11―2b | 経過評価の実施 |

（プログラム進行状況の評価）
・プログラムは計画どおりに進行したか

・スタッフの役割分担は適切であったか

（対象者の学習状況の評価）
・対象者の参加状況について

・学習内容は対象者に伝わったか

用紙11—2c　　　## 形成的評価の実施とプログラムの見直し

　企画評価（用紙11-2-a）および経過評価（用紙11-2-b）の中から，プログラムを改善するために，必要な項目を選び，プログラムを見直してみよう。

（プログラムの変更点）
　例）調理実習で，予定よりも終わる時間が遅くなったので，次回の教室では，あらかじめ準備するものを見直す

用紙11—2d　　　## 影 響 評 価

　課題11−1で設定した評価指標と評価基準を使って，対象者の影響評価を行ってみよう。

（行動目標の達成状況）

（学習目標の達成状況）

（環境目標の達成状況）

用紙11—2e

結 果 評 価

課題11-1で設定した評価指標と評価基準を使って，対象者の結果評価を行ってみよう。

（結果目標の達成状況）

用紙11—2f

総括的評価

プログラムが終了した後に，対象者の行動や健康状態，QOLなどがどう変化したのか，総括的評価を行ってみよう。

経済評価 （例や数値は架空のものである）

学籍番号 　　　　　　　氏名

記録日：　　　年　　　月　　　日　　　曜日

（1）費用効果分析を行おう

　実習6の教育プログラムの栄養教育Aのみに参加した学生と栄養教育AとBの両方に参加した学生への教育効果を比較しよう。どちらの学生もプログラム前とプログラム後の野菜摂取量を調査した。①〜④を計算し，費用効果を比較しよう。

	A． 栄養教育Aのみ参加	B． 栄養教育AおよびBに参加
参加者数	50人	50人
総費用	10,000円	30,000円
参加者1人あたりの費用 栄養教育の総費用÷参加者数	① 　　円÷　　人＝　　円／人	② 　　円÷　　人＝　　円／人
教育効果のあった人数*	4人	15人
費用効果比 総費用÷教育効果のあった人数	③ 　　円÷　　人＝　　円／人	④ 　　円÷　　人＝　　円／人

＊栄養教育実施前には野菜摂取量が350g未満であったが，教育後に350g以上になった人数

- 参加者1人あたりの教育効果があった人数が多いのはどちらか比較しよう（影響評価）。
- 参加者1人あたりの栄養教育の費用が少ないのはどちらか比較しよう（経過評価）。
- 教育効果があった1人あたりの栄養教育の費用が少ないのはどちらか比較しよう（費用効果分析）。

（2）費用便益分析を行おう

- 2型糖尿病の患者への栄養教育を行った。Aプログラムでは，月1回の栄養相談を行い，Bプログラムでは，スマートフォンで自分の食事を指導者に送り，その食事や患者からの質問に対して週1回の栄養指導を行った。1年経った時点で費用便益分析を行った。③と④から，それぞれのプログラムで得られた純便益を計算してみよう。
- AプログラムとBプログラムの費用便益の比較を行ってみよう。

	A． 月1回の栄養相談	B． 週1回のスマートフォンによる栄養指導
参加者数	20人	20人
①栄養教育にかかった総費用[1]	8,000円／人	5,000円／人
②栄養教育で得られた便益[2]	80,000円／人	120,000円／人
栄養教育の純便益 ②－①	③	④

1）直接費用（人件費，消耗品，施設費等），間接費用（生産性費用：栄養教育に費やした時間の賃金や別のことを行った場合の時間を費用に換算したもの）などを総合したもの

2）栄養教育を受けることによって，血糖値のコントロールができ，その結果節約できた医療費，生産性費用の抑制（血糖値をコントロールすることによって節約できた通院や入院時間を費用に換算したもの）などを総合したもの

栄養教育全体計画

学籍番号　　　　　　　　　氏名

記録日：　　　　年　　　月　　　日　　　曜日

栄養教育全体計画
対　象　者	
目的と設定理由	
長期目標	
短期目標	

回	テ　ー　マ	形態	担当者	時間（分）
1				
2				
3				

全体計画に関する評価

栄養教育プログラム

学籍番号　　　　　　　　氏名

記録日：　　　年　　　月　　　日　　　曜日

栄養教育プログラム案			
テーマ			
目　　的			
結果目標			
行動目標			
学習目標			
環境目標			
対象者			
日　　時			
場　　所			
実施者			
予　　算			
	教育内容・ねらい	使用する媒体など	備考
導　　入			
展　　開			
まとめ			

栄養教育シナリオ

学籍番号　　　　　　　　　　氏名　　　　　　　　　　　　　　　

記録日：　　　　　年　　　月　　　日　　　曜日

時間	活動の ポイント	活動内容（流れ・展開・セリフ）	準備する物品（教材）	役割分担

栄養ケア計画書（通所・居宅）

学籍番号 _____　氏名 _____

記録日：　　　　年　　　月　　　日　　　曜日

氏名　　　　　　　　　殿	計画作成者：	初回作成日：　年　月　日
	所属名：	作成（変更）日：　年　月　日

医師の指示	□　なし　　　　□　あり	
利用者及び家族の意向		説明と同意日 　　年　　月　　日
解決すべき課題(ニーズ)	低栄養状態のリスク（　低　・　中　・　高　）	サイン
長期目標 (ゴール)と期間		続柄

短期目標と期間	栄養ケア（①栄養補給・食事，②栄養食事相談，③多職種による課題の解決など）	担当者	頻度	期間
特記事項				

栄養ケア提供経過記録

月　日	サービス提供項目

メ　モ